JN089378

新GMP手帖

（2021年 改訂版）

監　修
特定非営利活動法人
医薬品・食品品質保証支援センター
（略称：NPO−QAセンター）

企画・編集
株式会社ハイサム技研

新GMP手帖（2021年 改訂版）の発刊にあたって

　令和3年4月28日付で「医薬品及び医薬部外品の製造管理及び品質管理の基準に関する省令（GMP省令）の一部を改正する省令（厚生労働省令第90号）」が公布されました。この度の省令改正は，GMPの国際整合性の観点から，医薬品査察協定及び医薬品査察共同スキーム（PIC/S）との整合性を明確にしたものとなっています（施行日：令和3年8月1日）。

　新しいGMP省令にあわせて発刊した本手帖は，初めてGMP業務に従事する人々にも理解しやすいように，「はじめに（薬機法及びGMP省令改正の概要）」～第Ⅰ部（GMPの理解と実践のために）」において，改正の要点と内容あるいは医薬品の特性等についてGMPの基礎から分かりやすく解説しています。第Ⅱ部（GMPの国際整合性について）の各章においては，新しいGMP省令の柱となる「医薬品品質システム」等の概要を説明しています。また，第Ⅲ部（参考資料の部）には，今後のGMP研修などで手軽に活用出来るように法令・通知等を掲載しました。

　このように本手帖では改正されたGMP省令に沿って，国際調和を踏まえた新たな動向を多く取り込みましたが，人々の健康と福祉のために“よい品質を工程の中で造り込み，正しく評価し，常に保証

して提供する”という基本的な考え方には何ら変わりはありません。

　新しいGMP手帖（2021年 改訂版）が，製造管理や品質管理に従事される方々にとって，日ごろから“なにを”“なんのために”“どのように”すればよいのかを考える際に携帯し，活用されることを期待しています。

　2021年9月

　　　　　　　　　　　　　株式会社ハイサム技研

目　　次

第Ⅱ部
― GMP の国際整合性について ―

* GMP *
(Good Manufacturing Practice)

GMP の三原則

(1)人為的な誤りを最小限にすること。
(2)医薬品の汚染および品質低下を防止すること。
(3)高い品質を保証するシステムを設計すること。

はじめに
― 薬機法および GMP 省令改正の概要 ―

医薬品等の品質，有効性および安全性の確保のために開発，製造，流通，販売等の各段階で守らなければならない事項が「医薬品，医療機器等の品質，有効性及び安全性の確保等に関する法律（以下，薬機法という）」に規定されています。

　この度の薬機法の改正（令和元年12月4日）は多岐にわたっており，医薬品，医療機器等をより安全，迅速，効率的に提供するため「開発から市販後までの制度改善」に関する事項が必要とされ，「先駆け審査指定制度」や「条件付き早期承認制度」が創設されました。また，安全性情報等を迅速に提供するために医療用医薬品等の添付文書の電子化に関する事項やトレーサビリティ確保のため包装等のバーコード表示等が段階的に義務付けられることになります。監視指導面においても医薬品，医療機器等に関する虚偽・誇大広告課徴金制度の創設に関する事項も定められています。

　GMP省令においても，わが国が平成26年7月にPIC/Sに加盟したことにより，従来通知で運用されていた上乗せ事項が追加され，令和3年4月28日に医薬品質システム（ICH Q10）や品質リスクマネジメント（ICH Q9）等の国際的な整合を加味した改正が行われました。また，最近数年間にわたり承認書と製造実体との乖離において大きな問題が発生したことから，GMP省令第3条の2に「承認事項の遵守」として新たな条項が創設されています。

更に，より一層品質情報や安全性情報等に関して経営陣（責任役員）が関与する仕組みが求められ，その要求事項は，令和3年1月29日（薬生発 0129 第5号）局長通知「製造販売業及び製造業の法令遵守に関するガイドライン」に詳しく示されています。

GMP省令の主な改正点の内容は次の通りです。
(1) 承認事項の遵守（総則：第3条の2）
(2) 医薬品品質システムの構築（通則：第3条の3）
(3) 品質リスクマネジメントの実施（通則：第3条の4）
(4) 品質保証に係る業務を担当する組織（QA組織）の創設（通則：第4条第3項第1号）
(5) 新たに必要となる手順書類の整備
  1) 安定性モニタリング（通則：第8条第1項第4号，第11条の2）
  2) 製品品質の照査（通則：第8条第1項第5号，第11条の3）
  3) 原料及び資材の供給者管理（通則：第8条第1項第6号，第11条の4）
  4) 外部委託業者の管理（通則：第8条第1項第7号，第11条の5）
(6) 交叉汚染の防止（通則：第8条の2及び9条）
(7) 保存品及び原料（資材）の参考品の保存（通則：第11条5号及び6号）
(8) 文書及び記録の管理（データインテグリティ）

（通則：第 8 条第 2 項，第 20 条第 2 項）

　また，GMP 省令を正しく理解するためには，第 2
条で示された新たな定義にも留意する必要がありま
す。主な定義は P29「第 2 章 第 3 節 GMP の用語」
に掲載していますので，参照願います。

1　製造販売業と製造業

　製造のみを行う製造業と製造販売承認を得た医薬
品を市場に出荷し，品質，安全性，有効性に責任を
持つ製造販売業に区分された許可制度となっていま
す。

（製造販売業：法第 12 条，製造業：法第 13 条）

　製造販売業者から製造業者に医薬品製造の全面委
託が可能になり，製造業者が製造した医薬品を製造
販売業者が市場へ出荷することになっています。

2　GMP の位置付け
（製造販売する品目の承認要件）

　医薬品（関係する原薬等を含めて）を製造する製
造業（工場）における GMP が，有効性，安全性な
ど他の承認要件とともに審査の対象となり，適合し
ない場合は，製造販売承認を得ることができません
（法第 14 条第 2 項第 4 号）。

3 製造業の許可

製造業の許可については，製品の区分に応じた構造設備規則（厚生労働省令 第180号平成16年12月24日）に適合した製造所に製造業の許可が与えられます。

また，外国において日本に輸出される医薬品を製造しようとする者（「外国製造業者」）は，厚生労働大臣の認定を受けることができ，その認定は，厚生労働省令で定める区分に従い，製造所ごとに与えられることになっています（法第13条の3「外国製造業者の認定」）。

なお，他の試験検査機関それ自体については，業許可の対象となっていませんが，GMP適合性調査の対象となる場合があるので注意が必要です。

4 製造販売業許可の要件であるGQPとGMPの関係

品質管理の基準（GQP）および製造販売後安全管理の基準（GVP）に適合し，加えて総括製造販売責任者を置くこと等が製造販売業の許可の基準として規定されています（法第12条の2，法第17条）。

GQP省令（厚生労働省令第136号，平成16年9月22日）には，製造販売業者は製造業者と取決めを結び，GMPの実施状況等について管理監督を行うなど，情報を共有し，連携を密にすることにより，製造販売する製品の品質確保を行うことなどが具体的

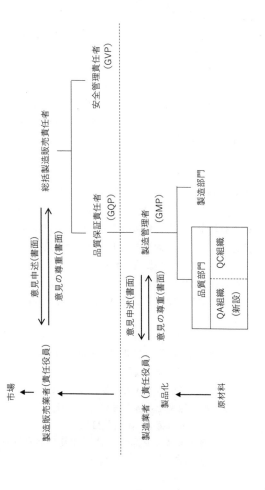

総括製造販売責任者

安全管理責任者（GVP）

品質保証責任者（GQP）

意見申述（書面）
意見の尊重（書面）

製造管理者（GMP）

製造部門

品質部門

QC組織

QA組織（新設）

意見申述（書面）
意見の尊重（書面）

市場

製造販売業者（責任役員）

製造業者（責任役員）

製品化

原材料

に規定されています。

また，製造業者においても「GMP が製造販売品目の承認要件」であることにより，GMP は製造所のシステムのみならず，よりグローバルな観点から製造販売業の品質管理のシステムの一環として組込まれていることになります（改正 GMP 省令においては，製造業者に対しても原料および資材の供給者管理や外部委託業者管理が求められています）。

製造業者と製造販売業者は，密接に関係しており概略を示すと下記のような関係となります。

製造業者による原材料調達から製造，製造所からの出荷判定，さらに製造販売業者による市場への出荷判定を通して，両者の適正かつ円滑な連携，業務運営が良い医薬品の製造，販売の基本となります。

新しい GMP 省令の構成は次のようになっており，本手帖では第 1 章～第 2 章第 2 節までを中心に取扱います。

第 1 章　総則（第 1 条～第 3 条の 2）

第 2 章　医薬品製造業者等の製造所における製造
　　　　管理及び品質管理

　第 1 節　通則（第 3 条の 3 ～第 20 条）

　第 2 節　原薬たる医薬品の製造管理及び品質管
　　　　　理（第 21 条～第 22 条）

　第 3 節　無菌医薬品の製造管理及び品質管理
　　　　　（第 23 条～第 24 条）

---

boxed| なぜGMP |

　人の記憶は，あやふやです。人は思いこみをしていることがあります。だから間違いや錯覚を起こしやすいのです。

　人は，省略や手抜きをすることがあります。それがミスのもとになるのです。近道は許されません。道しるべに従って歩みましょう。

　人との情報の伝達や指示は，本人が思っているほど伝わっていません。

　だから，文書による指示や報告が必要なのです。

　開発段階で品質・有効性・安全性が確認されます。工場では，決められた品質の医薬品を恒常的に造り続けなければなりません。そこにGMPの使命があるのです。

9

GMP では，すべての作業手順や基準を文書化し，そのとおりに作業を行うことが求められます。また，後で振返った時それがわかるように証拠（記録）を残すことが求められます。

　医薬品は生命に関連する製品です。世界の人々の健康と福祉に貢献しています。だから，医薬品製造に携わる人は，慎重の上にも慎重を期して正しい作業を行わなければなりません。

第 I 部　解説の部

─ GMP の理解と実践のために ─

第1章　薬とは

　頭が痛い。風邪をひいた。そんなときには病院で診察してもらい，お医者さんに注射してもらったり，処方された薬を飲みます。あるいは薬局で相談して薬を買って飲みます。健康な状態を保つために飲む薬もあります。このように薬は私たちの生活に大きく関わっているのです。

　すなわち医薬品は，人の病気を診断したり，治療したり，予防したりするときに使われ，品質が変化しないように，また使いやすいように形や包装などで工夫されています。また使用時に守らなければならない色々な情報が添付されています。

第1節　他の商品と違うこと

　医薬品は，注射剤のように病院で使ったり，錠剤や顆粒剤のように病院で処方してもらったり，薬局で買うことができる商品です。しかし，医薬品には他の商品と大きく異なる特徴があります。大きな特徴とは，次の4つです。

1　人の生命に直結する

　医薬品は，病気の診断，治療，予防などに使うものですから，身体にさまざまな作用を及ぼすのは当然です。使い方や使う量を間違えば，思わぬ有害な作用が現れることがあります。極端な場合には，生

13

命が危なくなります。

2 外観からだけでは品質の良否がわかりにくい

　食器やガラス製品を買うときには，欠けていない
か，ヒビが入っていないか，調べて買うのが普通で
す。果物を買うときには，傷んでいないことを確か
めて買うでしょう。しかし，医薬品は外観からだけ
では，変質していないかどうか，有効成分が正しく
入っているかどうかなどがわかりません。したがっ
て，医薬品を使う人は，その品質に全幅の信頼をお
いているのです。

3 専門家の指導やアドバイスが必要

　医師は患者にとって最も適切な医薬品を選び，医
療関係者が使用に際して注意すべきことを患者に説
明します。同じように薬局でも，服用する回数や量
などについて薬剤師のアドバイスがあります。

4 包装と添付文書が必要

　錠剤や顆粒のままでは医薬品となりません。正し
く保管したときに変質や汚染が起こらず，使用しや
すい適切な容器に入れ，使用・保管するときの注意
などを記載した文書を添付してから包装して，はじ
めて医薬品となります。

第2節　原薬，製剤，包装・表示，試験検査

1　クスリから医薬品へ

　人は昔から木や草をクスリとして利用してきました。さまざまな病気や痛み，傷などの治療に役立つものを自然界から経験的に見つけ出し用いたのが始まりです。今日では有効成分が化学的，生物学的に製造され，より純粋でより有効な薬として使われるようになりました。したがって，昔のクスリと比較して効き目が格段に向上し人々の健康と福祉に大きな貢献をしています。その一方で，副作用には十分な注意が必要です。

　薬機法は，医薬品を次のとおり定義しています。

(1)日本薬局方に収められている物

(2)人又は動物の疾病の診断，治療又は予防に使用されることが目的とされている物であって，機械器具等（機械器具，歯科材料，医療用品，衛生用品並びにプログラム（電子計算機に対する指令であって，一の結果を得ることができるように組み合わされたものをいう。以下同じ。）及びこれを記録した記録媒体をいう。以下同じ。）でないもの（医薬部外品及び再生医療等製品を除く。）

(3)人又は動物の身体の構造又は機能に影響を及ぼすことが目的とされている物であって，機械器具等でないもの（医薬部外品，化粧品及び再生医療等製品を除く。）

新しい製造技術の導入や委受託製造の増加に伴い，製造工程も高度化・多様化し適切な技術移管や原薬から製剤および包装までの，全工程にわたり適切に製造管理，品質管理を行って品質を保証することがますます重要になりました。製造販売業者と製造業者はこれらのことを，詳細に取り決めておく必要があります。

　医薬品は，物質が生体に作用する性質を，人間や動物の病気を治すための道具として利用したものです。このような性質を持っている化学物質を原薬といいます。原薬は，化学的な方法で合成されるほか，動植物から抽出したり，微生物などを利用するバイオテクノロジーでも製造されます。原薬は，いろいろに加工し，使いやすい形にして用います。

　原薬は少量で高い薬理効果を示す場合が多く，かつ，この少量の原薬だけを正確に服用することはまず不可能です。このため，乳糖やでん粉などの添加剤を加えて溶け易く，吸収し易く，あるいは使いやすい量・嵩にします。原薬の中には胃の中で分解して効果がわるくなるものがあり，このようなときには胃で溶けず，腸で溶けるように工夫したりします。

このように，その物質が最も有効に働きやすい形に加工し，でき上がったものを製剤と呼びます。製剤には，錠剤や注射剤などいろいろな形があります。この製剤の形を剤形といいます。

　製剤の設計に当たっては，原薬の物理化学的性質や生物学的性質を良く考え，生体に投与されるときの条件などにも気配りします。また，期待する効果が最大に得られるような製造条件や添加剤の種類・量などを定めます。最近では，標的化や放出制御などを目指したDDS（薬物送達システム）技術などの研究も行われています。さらに，効率的に製造する方法を設定し，実験で確かめ，設計された製剤の品質が実際の生産で確保できるように管理する方法も決めます。

|包装・表示|

　製剤が使用されるまでに変質するのを防止するため，必要に応じて湿気を避けたり，光を遮断したり，みだりに空気に触れないように保護します。さらに，不用意に高い温度で保存しないことや，正しい服用方法や適切な服用量を表示し，また，副作用などの重要な情報を添えて，はじめて医薬品として世の中に出て行きます。このように市場に直結した最終の作業が包装・表示です。

　医薬品を製造するとき，品質部門は，原料や資材の受入れから始まり，製造工程のなかで造られた中間製品，そして包装された最終製品まで試験検査することにより，出荷時の内容品質や包装外観などを保証します。

　試験検査には，このように製造の各段階で品質を確認することにより，医薬品が使用されるとき，「この医薬品の品質は定められた規格のとおりです。」と保証する大切な役割があるのです。

2　よい医薬品とは

　原薬や添加剤などの成分が正しく含まれているとか汚染などがないというだけでは，よい医薬品とはいえません。

　製造方法や手順を間違えたために，有効成分が消化管で溶け出しにくくなったり，また，倉庫での保管条件を間違えたために，例えば冷所保存の指定品目を間違えて常温に長期間保存したために有害な作用を示す分解物ができるようなことがあれば，安心して使用してもらうことはできません。

　同じように，原料や包装材料が適切でなければ，品質が保証できません。

　よい医薬品の条件は次のとおりです。

(1)正しく使用したとき，期待どおりの効果が得られ，望ましくない作用を極力少なくすること

⑵いつも同じ品質であること

⑶使用期限内で成分が変質していないこと

⑷許される程度を越えて異物や微生物で汚染され
ていないこと。また，内容が違う種類の医薬品
を混入していないこと

⑸使いやすい剤形や包装の形態にして，正しく
使ってもらい正しく保管してもらうために注意
すべき情報などを添付・記載されていること

3　医薬品の種類

医薬品の主な剤形として，固形製剤，半固形製剤，
液剤，無菌製剤などの種類が挙げられます。

固 形 製 剤：錠剤，顆粒剤，細粒剤，散剤，カプ
セル剤，丸剤，トローチ剤などがあ
り，多くの場合経口で服用する製剤
です。

半固形製剤：軟膏やクリーム剤などがあり，多く
の場合皮膚に塗布して使用する製剤
です。

液　　　剤：シロップ剤のように経口で服用する
製剤とローション剤のように皮膚に
塗布して使用する製剤があります。

無 菌 製 剤：注射剤や点眼剤などが該当します。
この製剤で重要な品質の一つは無菌
性です。

その　他：湿布に用いるパップ剤や用時噴射し
　　　　　て用いるように製したエアゾール製
　　　　　剤などがあります。

第3節　医薬品の法律
1　憲法とのつながり

　憲法第3章・第25条には、「すべて国民は健康で、文化的な最低限度の生活を営む権利を有する」と定められています。わが国では、社会福祉、社会保障、公衆衛生の向上と増進を図るために、薬機法のほかに医療法、健康増進法、食品衛生法などが定められています。

　医薬品にかかわる全ての人達は人々の健康を守るために最善の努力をし、よい薬を提供し、倫理にしたがい、法規を遵守して行動しなければなりません。

2　医薬品、医療機器等の品質、有効性及び安全性の確保等に関する法律（薬機法）

　薬機法には、「医薬品等を製造販売するには製造販売業の許可が必要なこと（法第12条）」、「医薬品を製造する製造所ごとに許可が必要なこと（法第13条）」や「製造販売する品目ごとに承認が必要なこと（法第14条）」が規定されています。薬機法は、医薬品を製造したり、販売する人達にとって最も大切な法律です。

3 GMP の誕生と成長

　GMP の考えはアメリカで生まれました。アメリカ新大陸が発見され西部に向けて発展するとともに，食料や医薬品は自給自足から生産や販売という分業に移っていきました。この過程で，肉の取扱いが不潔であったり，ラベルを間違えた薬品が販売されたりすることが大きな問題として取上げられるようになり，これを契機として 1848 年には粗悪医薬品の輸入規制法が定められました。さらに，シカゴでの肉の切売りが不潔な状態で行われていることを題材とした小説が発端となって，1906 年には食品加工・薬品の製造販売規制法が承認されました。この規制の担当部署が現在 FDA として知られている米国食品医薬品庁の始まりです。

　1930 年代になって，1906 年に制定された規制法が当時の現状に合わなくなっていることから改正する必要が論議されるようになりました。たまたま，1937 年にスルファニルアミドをジエチレングリコールに溶解した液剤が原因で 100 人以上の人が死亡する事故が起こりました。医薬品の毒性や安全性について調査し，確認することが当時の法には義務づけられていなかったのです。この事件が引き金となって，1938 年に法が改正され，安全性確認を最優先とし，加えて医学研究を発展させることが法として公示されました。この安全性最優先の方針が，おおよそ 30 年後にアメリカでのサリドマイド事件の被

害を防止するのに役に立ったのです。欧州を中心に大きな問題となったこのサリドマイド事件に鑑み，1962 年にアメリカ連邦政府は法律をさらに改正し，販売前に有効であるとともに安全であることを確認していないと新規医薬品として認めない条件を設定しました。この改正に伴い，総合的に品質を保証する必要から GMP 規則が生まれました（1963 年）。

1970 年後半に，この法律は更に厳密に見直され，1979 年 3 月には，より高い品質の医薬品を指向するとともに，汚染医薬品の製造を犯罪行為とみなし，思いがけない有害な作用が顕著に発生した場合に政府機関へ報告することが義務づけられました。これが現在の米国 GMP の基盤なのです。

このようにしてアメリカで生まれた GMP の考え方は，世界保健機構（WHO）が GMP を作成して 1969 年に加盟各国に適用するように勧告したこともあって，現在では世界中に広まり，日本はもとより，EU，ASEAN などで法令として定められています。

第2章　GMP

GMP 省令は薬機法第14条第2項第4号に規定されている基準で，正式名称は「医薬品及び医薬部外品の製造管理及び品質管理の基準に関する省令」です。

第1節　制定の目的

GMP（Good Manufacturing Practice）の「Manufacturing」は「製造管理及び品質管理」と訳されています。

単なる「製造」と訳されていないのはなぜでしょうか。

「製造管理及び品質管理」とは，適切な原材料等の供給者管理，製造方法，製造手順，文書管理，教育訓練，バリデーション，衛生管理，設備管理，試験検査，保管管理，出荷配送管理など全生産活動を包含する言葉です。

簡単に言えば「患者さんが安心して使える医薬品を提供するために，医薬品製造所が行うべきすべての行為」の意味です。

医薬品や医薬部外品の品質（有効性，安全性，安定性）は外観では分かりません。

出荷試験に適合していれば製品の品質は保証できるというものではありません。出荷試験は抜取り試験ですから，ロット内のすべての1錠，1カプセル，

1 アンプルの品質を保証できるわけではありません。

このため，医薬品の品質について顧客は製造所を信頼するしかありません。

GMP 適合性調査（査察）が行われても，限られた時間と人員で製造管理及および品質管理をすべて確認できるわけではありません。

製造所は顧客の信頼に応えるために，自らバリデーションの妥当性，教育訓練の有効性，あるいは衛生管理記録，製造記録，試験室管理記録の点検など，製造・品質管理の詳細にわたって確認する必要があります。

品質保証のために改善が必要と判断されれば，社内の変更管理手続きに則り変更を実施します。自己点検や製品品質の照査はその一環となります。

これらは客観的に確認できるよう，すべて文書化し，証拠となる記録を保管する必要があります。

米国の GMP の三原則は以下の通りです。

(1)Keep it clean（汚染および品質低下を防止する）

(2)Check and double check（人為的誤りを最小限にする）

(3)Write it down-keep good record（文書化し，その通り実施した記録を残す）

このうち 3 番目の原則は「第三者に示せる妥当な証拠書類を残すこと」を要請しています。

日本では，以下の項目がGMPの三原則として知られています。

⑴人為的な誤りを最小限にすること

⑵医薬品の汚染および品質低下を防止すること

⑶高い品質を保証するシステムを設計すること

　この3番目の原則は，改正GMP省令の要請を踏まえれば，文書化し証拠となる記録を残すことに加え，記録の完全性（データインティグリティ）を確保することも要請されます。

第2節　GMPの変遷

　わが国において，医薬品のGMPは以下のようにして制定，周知が図られました。

　1974年9月14日　行政指導の基準として制定。

　1980年9月30日　法的な拘束力を持つ厚生省令として施行。

　1988年7月15日　原薬GMP行政指導の基準として通知，1990年1月1日施行。

　1994年1月27日　薬事法改正（1993年4月）にともない，GMPソフトの一部が改正され，法令化（1994年4月）。

　主な改正点は次のとおり。

　　①1992年11月に公表されたWHOの新GMPとの整合化を図り，新たにバリデーション，自己点検，教育訓練，回収処理などの条項を

設定した

②医薬品の有効成分を対象に取入れ，品質保証のレベルをいっそう高める内容にした（原薬などを GMP ソフトの対象にした）

③GMP ソフトを変更したので，GMP ハードもこれに合わせて改正した（原薬等について規定を整備した）

④従来から許可要件であった GMP ハードと合わせ，新たに GMP ソフトを許可要件とすることなどが法令として明確に定められた

1997 年 9 月 25 日　GMP ソフトの一部改正が行われ，生物学的製剤などの基準が追加。

1999 年 3 月 31 日　医薬品及び医薬部外品 GMP が施行，新指定医薬部外品に移行した製品についても引続き GMP が適用されることが示された。

2001 年 3 月 28 日　細胞組織医薬品の不適切な製造，取扱いによる品質及び安全性の問題の発生を防止するため必要な製造管理及び品質管理の要求事項が追加。4 月 1 日施行。

2003 年 5 月 20 日　生物由来製品の品質及び安全性の確保のために必要な製造管理及び品質管理の基準が追加。7 月 30 日施行。

2004 年 12 月 24 日　2002 年 7 月の薬事法改正に伴い改正された GMP は，2005 年 4 月 1 日より国内，海外製造所に共通の GMP として適用されることになった。これに伴い，GMPI は 2005

年 3 月 31 日限りで廃止。

2013 年 8 月 30 日 「医薬品及び医薬部外品の製造管理及び品質管理の基準に関する省令の取扱いについて」が発出。GMP 省令の実施及び基準調査適合性調査において，国際的な協力や情報交換等の必要性が高まっていることから，医薬品査察協定及び医薬品査察協同スキーム（PIC/S）の GMP ガイドラインを踏まえ，GMP 省令の実施等における取扱いの国際的な整合性を明確にしたものです。この通知の中で，品質リスクマネジメントの必要性及び製造・品質管理業務としての製品品質の照査が示されました。

2021 年 4 月 28 日 2014 年 7 月に日本が PIC/S GMP に加盟したことにより，国際整合に伴う GMP 省令の改正

また，以下の GMP も整備されてきました。

(1)原薬 GMP のガイドライン（2001 年 11 月 2 日；医薬発第 1200 号）：ICH 原薬 GMP 関係

(2)治験薬 GMP（2008 年 7 月 9 日；薬食発第 0709002 号）：GCP 省令関係通知

(3)生薬及び漢方生薬製剤の GMP（2007 年 3 月 29 日；日漢協発第 127 号：自主基準
改訂 2012 年 2 月 15 日；日薬連発第 95 号）

(4)医療用成形パップ剤 GMP（1991 年 5 月 15 日；薬監第 30 号）：自主基準

(5)防疫用殺虫剤 GMP（1989 年 4 月 10 日；薬監第
　　24 号）：自主基準

(6)医薬品添加剤 GMP（2016 年 8 月 24 日：事務連
　　絡）：自主基準

(7)化粧品 GMP（2008 年 6 月 25 日；薬食監麻発
　　0625002 号）：自主基準

(8)医療用ガス GMP（2012 年 2 月 13 日；事務連絡）：
　　自主基準

　平成 25 年 8 月 30 日付け施行通知で製造業者等は
品質リスクマネジメントが製造プロセスの稼働性能
および製品品質の継続的改善を促進する有効な評価
手法となることを考慮することとされました。
　品質リスクマネジメントは，医薬品を適切に製造
する仕組みである GMP の製造・品質管理を構成す
る要素であるとともに，品質に対する潜在リスクの
特定，製造プロセスに対する科学的な評価および管
理を確立するための主体的な取り組みです。
　そして 2021 年の GMP 省令改正で，製造業者等は，
品質リスクマネジメントを活用して，医薬品品質
システムを構築した上で，製造管理および品質管理を
行わなければならない（第 3 条の 4）と規定されま
した。
　改正 GMP 省令の要請ポイントを一言で言えば，
企業自らが「患者のリスク」，「品質リスク」，自社
の「GMP 遵守リスク」を継続してモニタリングし，

関係者と情報共有し，品質，工程，管理システムの継続的改善を推進していくことです。

リスク把握には，製品品質の照査，供給者／委受託管理などが有用ということです。

この活動には，資源（人，もの，資金，情報）提供できる責任役員（経営陣）の積極的な参画が必要となります。

患者さんに健康リスクを負わさない，ロット間の品質の均質性を保証するおよび行政に約束した製造販売承認事項を恒常的に保証するためには，それを実現するための仕組みが必要です。

これが「医薬品品質システム」です。この「医薬品品質システム」については第Ⅱ部第1章で詳述します。

第3節　GMP の用語

GMP 省令および日本薬局方等に用語の定義が記載されています。

1　「製品」とは，製造所の製造工程を経た物（製造の中間工程で造られたもので，以後の製造工程を経ることにより製品となるもの（中間製品）を含む）をいう。

2　「最終製品」とは，製品のうち，医薬品，医薬部外品，化粧品および再生医療等製品の品質管理の基準に関する省令の市場への出荷の可否の決定に供されるものをいう。

3 「資材」とは，製品の容器，被包及び表示物（添付文書を含む）をいう。

なお，容器とは，医薬品を直接充填する容器（瓶，アンプル，チューブなど）で栓，蓋を含む。

被包とは，布，ビニール等の包装材料であり，医薬品を直接充填する「直接の被包」と，例えば単に防湿等を目的として被包の下に用いるビニール袋，服用量を1回分に分包する薬袋(PTP，SP，坐剤プラスチックコンテナ，ポリ袋等)の「内袋」がある。

直接の容器・被包がさらに包装されている場合の包装（個装箱等）は，これを外部の容器または外部の被包という。

薬機法第50条直接の容器等の記載事項には，医薬品は直接の容器又は直接の被包に次に掲げる事項（製造販売業者の氏名（名称）と住所，名称，製造番号（製造記号），重量，容量（個数等の内容量））などが記載されていなければならないとあり，表示のない医薬品が直接接触する被包は「内袋」になります。

4 「ロット」とは，一の製造期間内に一連の製造工程により均質性を有するように製造された製品および原料の一群をいう。

「ロット」については GMP 事例集に詳述されていますので参照してください。

5 「参考品」とは，出荷した製品に不具合が生じ

た場合等，出荷後に製品の品質を再確認する必要が生じた場合に備えて保管する試験検査用の検体をいう。

6 「保存品」とは，最終製品のロットから採取された検体であって，流通している製品との同一性を確認するために使用されるものをいう。

7 「リテスト日」とは，製造された日から一定の期間を経過した製品が，当該期間を経過した日以降において，引続き所定の規格に適合しているかどうか等について，改めて試験検査を行う必要があるものとして設定される日をいう。

8 「管理単位」とは，同一性が確認された資材の一群をいう。

9 「医薬品品質システム」とは，医薬品（体外診断用医薬品を除く）に係る製品の製造業者および医薬品等外国製造業者が当該製品の品質に関して管理監督を行うためのシステムをいう。

10 「品質リスクマネジメント」とは，医薬品に係る製品について，品質に好ましくない影響を及ぼす事象およびその発生確率（品質リスクという）の特定，評価および管理等を継続的に行うことをいう。

11 「安定性モニタリング」とは，定められた保管条件の下で，製品が有効期間若しくは使用の期限又はリテスト日までの期間にわたって規格に適合しているかどうかについて，継続的に確認

することをいう。

12 「照査」とは，設定された目標を達成する上での妥当性および有効性を判定することをいう。

13 「バリデーション」とは，製造所の構造設備並びに手順，工程その他の製造管理および品質管理の方法（製造手順等）が期待される結果を与えることを検証し，これを文書とすることをいう。

(注) なお，この目的を達成するために，医薬品開発，日常的な工程確認および製品品質の照査を含む製品ライフサイクルを通じて集積した知識や情報を活用することが要請されています。

14 「是正措置」とは，検知された不適合（この省令に規定する要求事項等に適合しないことをいう）その他の望ましくない状況の再発を防止するため，その原因となった状態を解消する措置をいう。

15 「予防措置」とは，生じ得る不適合その他の望ましくない状況の発生を未然に防止するため，その原因となり得る状態を解消する措置をいう。

16 「作業管理区域」とは，医薬品又は医薬部外品に係る製品の製造作業を行う場所（「作業所」という）のうち，作業室，廊下等から構成されていて，全体が同程度に清浄の維持ができるように管理される場所をいう。

17 「清浄区域」とは，作業所のうち，原料の秤量

作業を行う場所，薬剤の調製作業を行う場所，洗浄後の容器が作業所内の空気に触れる場所をいう。

18 「無菌区域」とは，作業所のうち，無菌化された薬剤又は滅菌された容器が作業所内の空気に触れる場所，薬剤の充填作業を行う場所，容器の閉塞作業を行う場所および無菌試験等の無菌操作を行う場所をいう。

19 「生物由来原料」とは，生物由来医薬品に係る製品の製造に使用する生物（植物を除く）に由来する原料をいう。

　以下，GMP省令で定義されていない用語を説明します。

20 「添加剤」は，製剤に含まれる有効成分以外の物質で，有効成分および製剤の有用性を高める，製剤化を容易にする，品質の安定化を図る，または使用性を向上させるなどの目的で用いられる。製剤に用いる添加剤はその製剤の投与量において薬理作用を示さず，無害でなければならない。また，添加剤は有効成分の治療効果を妨げるものであってはならない。

21 一次包装（小分け包装）とは，有効成分，添加剤または製剤と直接接触する包装で，内容医薬品の損失，風解，潮解，蒸発等を防止するため防湿，遮光，ガスバリア性などを付加したり，

利便性などの機能を付与したもので，内容物に対し，物理的又は化学的変化を与えてはならない。注射剤のアンプル，錠剤／カプセル剤のPTP包装（内袋）が該当する。

22 「最終包装（二次包装）」とは，有効成分，添加剤または製剤と直接接触しない，医薬品の小売りのための包装（梱包）である。

法令で規定された表示等を施す等により，市場出荷できる製品になる。医薬品品質の保持と共に，使用時の過誤防止，利便性などの機能を付与できる。

第4節　GMPの組織と業務

　GMPでは，製造所ごとに製造管理者（外国製造業者にあっては，認定を受けた製造所の責任者または当該製造業者があらかじめ指定した者）を定め，品質方針および品質目標を達成するため，製造・品質関連業務が適正かつ円滑に行われるよう統括するとともに，医薬品品質システムが適切に運用されるよう管理することが求められています。

1　製造管理者の主な業務

(1)品質方針および品質目標の達成するため，製造管理，品質保証および試験検査に係る業務（以下，「製造・品質関連業務」）を統括する

(2)そのため医薬品品質システムの運用状況を確認

し，その改善の要否を製造業者等に報告する

(3)原料，資材，製品の規格や製造手順等が承認事項
　と齟齬のないよう，品質部門の品質保証に係る業
　務を担当する組織（QA組織）に管理させる

(4)製品品質に重大な影響が及ぶおそれがある場合
　は，迅速に所要の措置がとられていることおよ
　びその進捗状況を確認し，必要に応じ，改善等
　所要の措置をとるよう指示する

2　製造部門の主な業務

(1)製造工程における指示事項，注意事項その他必
　要な事項を記載した「製造指図書」を作成し，
　保管する

(2)製造部門の責任者が，製造指図書に基づき，製
　品の製造作業員に当該作業を指示する

(3)製造指図書に基づき，製品の製造作業を行う。
　ロットを構成する製品は，原則として，製造指
　図書に基づいて製造された製品の一群が1ロッ
　トとなるよう製造作業を行う

(4)製造に関する記録をロットごと（ロットを構成
　しない製品等は製造番号ごと）に作成し，これ
　を保管する

(5)製品等はロットごと，資材は管理単位ごとに，
　それが適正である旨を確認するとともに，その
　結果に関する記録を作成し，保管する

(6)製品等はロットごと，資材は管理単位ごとに適

正に保管・出納するとともに，その記録を作成し，保管する

(7)構造設備の清浄を確認し，その結果の記録を作成し，保管する

(8)職員の衛生管理を行い，その記録を作成し，保管する

(9)構造設備を定期的に点検整備し，その記録を作成し，保管する。また，計器の校正を適切に行い，その記録を作成し，保管する

(10)製造，保管，出納，衛生管理の記録により製造管理が適切に行われていることを確認し，その結果を QA 組織に文書で報告する

(11)その他，製造管理のために必要な業務，例えば交叉汚染することにより，他の製品等に重大な影響が及ぶおそれがある製品等を取り扱う場合における，交叉汚染の防止に係る業務等が考えられるものであること

3　品質部門の主な業務

(1)製品等，資材の検体採取

(2)採取した検体と標準品の保管

(3)品質部門の責任者が，原料，資材，製品の試験検査員に当該作業を文書により指示

(4)採取した検体について試験検査を行い，その記録を作成，保管

(5)最終製品について，ロットごとに所定の試験検

査に必要な量の二倍以上の量を参考品として保
管。また，その保存品を当該参考品と同期間保管

(6)製造に使用した原料等で当該製品の品質に影響
を及ぼすものを試験検査に必要な量の二倍以上
の量を参考品として，適切な保管条件の下で保管

(7)試験検査に関する設備および器具を定期的に点
検整備し，計器校正を適切に行い，これらの記
録を作成し，保管

(8)試験検査で規格不適合となった場合は，その原
因を究明し，是正・予防措置を取るとともにこ
れらの記録を作成し，保管

(9)安定性モニタリング

(10)承認事項の遵守確認

(11)製品品質の照査

(12)原料等の供給者の管理

(13)製造所からの出荷の管理

(14)その他
　　試験検査用の試薬，試液および培地の管理，そ
の記録の作成および保管等
（詳細は第6章を参照）

第5節　GMP に関する文書

　GMP では次の手順書等が製造・品質管理の基本
となるので，必ず作成するように定めています。

　また，これらの他に，製造管理及び品質管理を適
正かつ円滑に実施するための手順を定めた文書体系

図（上位文書と下位文書との関係や文書コードによる識別）が必要です。改正 GMP 省令では，製造所の最上位の文書としては品質方針を達成するために品質目標等を定めた「品質マニュアル」が新たに必要となります（第 3 条の 3）。

なお，各文書の内容は，関係する製造販売業者における「品質標準書」や「手順書」等の GQP 文書との整合を図る必要がありますので両者の取決め事項に従って対応してください。

1　医薬品製品標準書

改正 GMP 省令で，従来の製品標準書という名称は，医薬品製品標準書に変更されました。医薬品製品標準書は製造所ごとに作成し，製造所に備え置かなければなりません。

その内容は，製造販売承認事項，その他製造手順や原料，製品等の規格および試験方法などその品目の製造・品質管理を行うために必要な事項について記載した文書です。

医薬品製品標準書の主要な項目は次のとおりです。
(1)当該製品に係る医薬品の一般的名称および販売名
(2)製造販売承認年月日および製造販売承認番号
　　（製造販売承認不要に係る製品の場合においては，製造販売の届出年月日）
(3)成分および分量（成分が不明なものにあっては

その本質）

(4)製品等の規格および試験検査の方法

(5)容器の規格および試験検査の方法

(6)表示材料および包装材料の規格

(7)製造方法および製造手順（工程検査を含む）

(8)標準的仕込量およびその根拠

(9)中間製品の保管条件

(10)製品（中間製品を除く）の保管条件および有効
期間または使用期間

(11)用法及び用量，効能または効果並びに使用上の
注意または取扱い上の注意

(12)製造販売業者との取決めの内容が分かる書類
（例えば，取決めのために交わした契約書の写し）

2　手順書等

　以前は製造管理，品質管理，衛生管理の三基準書
がありましたが，PIC/S GMP には「基準書」とい
う文書はなく，すべて「手順書」とされていますので，
改正 GMP 省令では PIC/S GMP との整合を図るた
め，3 基準書は以下のように手順書と名称を変更し
ています。

(1)構造設備及び職員の衛生管理に関する手順（旧
衛生管理基準書）

(2)製造工程，製造設備，原料，資材及び製品の管
理に関する手順（旧製造管理基準書）

(3)試験検査設備及び検体の管理その他適切な試験

検査の実施に必要な手順（旧品質管理基準書）
その他，改正GMP省令では以下の手順書が必要となります。

(4)安定性モニタリングに関する手順

品質リスクを特定し，評価結果に基づいて安定性モニタリングを行う医薬品を選定し，保存により影響を受けやすい製品規格と規格不適合の場合に影響を及ぼすと考えられる項目を試験検査の項目として選定するなどを定めた文書です。

(5)製品品質の照査に関する手順

製造工程と原料，資材，製品の規格の妥当性を検証するために，製品品質の照査を行い，製造・品質管理に改善を要する場合やバリデーションを要する場合は，所要の措置をとるなどを定めた文書です。

(6)原料および資材（原料等）の供給者の管理に関する手順

原料等の品質規格を定める，供給者を選定し取決めを締結して，定期的に製造・品質管理が適切かを確認するなどを定めた文書です。

(7)製造業者等の委託を受けて試験検査その他の製造・品質関連業務の一部を行う他の事業者（外部委託業者）の管理に関する手順

外部委託業者の適性と能力を確認の上取決めを締結し，委託に係る製造・品質関連業務が適切かを定期的に確認するなどを定めた文書です。

⑻製造所からの出荷の管理に関する手順

　品質部門の指定された者が製造管理および品質管理の結果の評価，出荷の可否の決定等の業務が適切に行えるように手順や方法を定めた文書です。

　出荷判定が適正に行われるまで製造所から製品を出荷してはなりません。

⑼バリデーションに関する手順

　バリデーションを実施する場合の責任者の業務範囲および権限，実施時期，計画書作成，実施結果の報告，評価および承認などに関する事項を定め，バリデーションが適切に行えるように手順や方法を定めた文書です。

　次に掲げる場合バリデーションを行います。

1)当該製造所において新たに医薬品の製造を開始する場合

2)製造手順等について製品品質に大きな影響を及ぼす変更がある場合

3)その他医薬品の製造・品質管理を適切に行うために必要と認められる場合

⑽変更の管理に関する手順

　変更による品質に影響を及ぼすおそれのある変更を行う場合の製造販売業者への事前報告，品質への影響の評価や変更の承認，関係する文書の改訂，変更に係る教育訓練等が適切に行われるように手順や方法を定めた文書です。

⑾逸脱の管理に関する手順

定められた手順，規格等からの逸脱が発生した場合の品質への影響等の調査とその結論，措置，製造販売業者への報告等が適切に行われるように手順や方法を定めた文書です。

⑿品質情報および品質不良等の処理に関する手順

医薬品の品質等の情報（苦情を含む）および品質不良等に関する製造業者の社内処理体制，処理手順および製造販売業者との連絡方法等を定めた文書です。

⒀回収等の処理に関する手順

製造販売業者の指示に従い，回収品を保管する場合の処理方法および回収処理記録の作成等を定めた文書です。

⒁自己点検に関する手順

製造所における医薬品の製造・品質管理を定期的に自己点検する手順を記載した文書です。GMP の実施状況を定期的に見直すことにより，改善が必要な場合には，所要の措置を講じなければなりません。

⒂教育訓練に関する手順

医薬品の製造管理と品質管理に携わる人を対象とした医薬品製造のための理論的教育，実地訓練を計画的に実施する手順に関する文書です。作業する人に応じて下記の項目が含まれています。

1）GMP 概論

2)衛生管理概論

3)当該製造業者（または製造所）における
GMP の概要

4)実際に実施する作業に関連する事項（実地訓
練を含む）

5)その他 GQP 概論など

⒃文書および記録の作成，改訂および保管に関す
る手順

手順書等の文書の作成や改訂，作成した文書を
確認し，承認し，配布し，保存し，または廃棄
する等の手順や記録等を保管管理する方法を定
めた文書です。

作成された手順書等・記録が正確な内容である
ことを継続的に管理する必要があります。

⒄その他，製造管理および品質管理を適切かつ円
滑に実施するために必要な手順その他には下記
が該当する。

1)「輸入先国の試験検査の記録を利用する場合
に定期的に確認する手順」

2)「製造部門の製造管理の確認結果を確認する
手順」

3)「製造販売業者等との円滑な連携に関する手順」

GMP に係る手順の書かれた文書は，責任者によっ
て承認されること，並びに文書管理の対象に含める
ことが必要です。

43

個人所有のノートに作業手順を書いたものがあった場合，それを見ながら作業することは認められません。例えば，「機械を改造したために，これまでの手順ではうまく製品ができないため，手順を変更した」とき，文書管理されている手順書は適切に変更されますが，個人所有のノートは変更されないことが多く，このノートを見ながら作業してしまうと，よい製品ができないことになります。

　また，手順書は勝手にコピーしてはいけません。旧版の文書は文書改定の際に，適切に処分されますが，「勝手なコピー」はそのまま残り続けることになります。その勝手なコピーに書かれた古い手順を用いて作業を行うと，よい製品ができないかもしれません。作業員の事務室にコピー機がおいてある場合には，「勝手な手順書のコピーをとらないこと」を教育訓練しておくことも有用です。

第3章　製造管理

医薬品を製造する際には，所定品質の製品を製造する必要があります。言い換えれば，不良医薬品を製造しないことが一番大切です。医薬品の品質は，製造に使用される原材料，設備，製造作業に影響されます。このため，製造管理では，これらの影響する要因を考慮し，不良医薬品を造らないこと，そして，所定品質の製品を造り続けることが重要となります。

なお，異常や逸脱が発生したときには，関係者に連絡，その原因，すなわちリスクを調査し，必要な手続きにしたがい対処することで，継続的な改善につながります。このことが品質リスクマネジメント活動の一例と言えます。

薬機法には，「次の各号のいずれかに該当する医薬品は，販売し，授与し，または販売若しくは授与の目的で製造し，輸入し，貯蔵し，若しくは陳列してはならない」と定められています。

(1)日本薬局方に収められている医薬品であって，その性状または品質が日本薬局方で定める基準に適合しないもの

(2)承認を受けた医薬品であって，その成分もしくは分量（成分が不明のものにあっては，その本質又は製造方法）または性状，品質若しくは性能がその承認の内容と異なるもの

(3)抗生物質やワクチンなどの厚生労働大臣が基準を定めて指定した医薬品であって，定められた基準に適合しないもの

(4)全部または一部が不潔な物質または変質もしくは変敗した物質から成っている医薬品

(5)異物が混入したり，または付着している医薬品

(6)病原微生物その他疾病の原因となるものにより汚染され，または汚染されているおそれがある医薬品

(7)着色のみを目的として，厚生労働省令で定めるタール色素以外のタール色素が使用されている医薬品

　製薬企業では，承認されたとおりの品質の製品が製造できるように，製造するときの手順や方法を細かく規定することが求められています。これにしたがい，正しく作業し，正しく記録することによって，不良医薬品を造らないことや，同じ品質の製品を造り続けることを実現します。

　正しく作業するとは，定められた手順どおりに作業することです。また，正しく記録するとは，得られた結果を間違いなく定められたときに，定められた形式にしたがって記録することです。しかし，設備機器が正しく稼働していても，作業員が間違った操作をしたときには基準・規格に適合しない品質の医薬品ができることがあります。このために，熟練

者でも定められたとおりの手順や方法で作業することが大切です。

第1節　製造作業に係る文書と作業手順

　医薬品製品標準書，製造管理および衛生管理についての手順書等に基づいて，具体的に製造作業を行うために，次の文書を定める必要があります。

(1)標準作業手順書（SOP）：正しい作業手順や方法を記載した文書です

(2)製造指図書：製造工程での指示事項，注意事項その他必要な事項を記載した文書です

(3)製造記録書：製造指図書にしたがって製造した結果をロットごとに記録した文書です

　なお，指図書と記録書を兼ね備えた文書，すなわち，製造指図記録書が使用されることもあります。

　日常作業では次の手順を遵守することが大切です

1)手順書や生産計画に基づいて発行された製造指図書を正しく確認すること

2)製造指図書どおり正しく製造作業を実施すること

3)作業中の出来事を正しく観察し，その作業の結果を，直ちに正しく記録書に記録すること

4)作業が終わり次第，その結果を責任者に正しく報告すること

5)定められた手順からの逸脱が発生した場合に

は，手順書に基づき記録すること

6)作業者が作業中に異常を認めたら，その内容を責任者に直ぐに正しく連絡し，必要な指示を受けること。また，記録すること

7)製造，保管，製造衛生管理に関する記録を確認し，製造管理が適切に行われていることを確認し，定められた期間保管すること

　日常作業では実際に作業をする人が主役です。
　しかし，大きな影響がないと作業者が勝手に判断して関係者の承認なしに，製造指図書や標準作業手順書に定められている手順や条件等を変更すると，不良医薬品を製造することにつながります。このようなことが絶対に無いようにすることが大切です。

第2節　製造管理のポイント

　指図されていない原料や資材を使用したり，試験に合格していない原料や資材を使用すれば，医薬品の使用者にとって次のような問題が生じる場合があります。

(1)成分を間違って使用すると，目的とする効能・効果が得られないことがある

(2)別の成分の混入によって有害作用を伴うことがある

(3)成分の分解など，品質の劣化を来たすことがある

このため作業を開始する前には，それぞれの工程で使用する原料や資材の品名，ロット番号や管理番号，試験成績などにそれぞれ間違いがないことを，製造指図書の記載事項と現物の表示とを比べて確かめ，その結果を記録するのが大切です。方法や手順を自分の考えで変更するのは絶対に避けてください。問題があったときに原因調査が困難となるだけでなく，間違った結果を招く恐れがあるからです。

製造にあたっては，次のようなポイントに注意して作業してください。

1) 作業室には，必要以外の者は入室しないこと
2) 作業前に，作業室とか機械や包装ラインの掲示板などの表示が指図された品名やロット番号と同じであることを確認すること
3) 作業室，設備機械等が清浄であることを確認すること
4) 作業前に機械設備を点検し，異常がないことを確認すること
   作業を開始する前に機械設備を点検し，異常がないことを確認することは，定められた品質を造り込むために必要です。定められた方法と手順にしたがって点検してください
5) 安全を確保するため，動いている設備装置に手を入れないこと
   大型の機械装置や設備を使用するとき，また，

重量物を取り扱うときには特に安全に注意してください

6) 回転する装置のそばに人がいないことを確かめてから始動させること

7) 定められた防護用具を着用すること

8) 原料秤取用の用具は清浄なことを確認してから使用すること

9) 秤量時にはダブルチェックすること
ダブルチェックの方法としては, 秤量した作業員と他の作業員により相互確認する方法とか秤量した作業員による確認に併せて秤量機器による印字記録を照合する方法などがあります

混同や汚染を避けるための主なポイントは次のとおりです。

1) 作業室へは, 必要以外のものは持込まないこと

2) 作業をはじめる前に, 前ロットで使用して今から行う生産には不必要である原料・資材や文書, 前ロットの製品や中間製品が無いことを確認すること

3) 作業室内を整理整頓すること。机の引き出しの中・棚の中・工具箱の中なども含め, 整理整頓を行い, 不必要なものを置かないこと

4) 検査済と未検査, 洗浄済と未洗浄などをそれぞれ表示して明確に区分すること

5)不良品が発生したときには，良品と混同しないように明確に区分した場所に保管し，指示にしたがって措置すること

6)抗生物質やホルモン剤など生理活性の強い製剤を製造するときには，定められた服装を着用すること。一般の製剤とは別の場所で作業することが望まれます

記録類の記入にあたっては，次のようなポイントに注意してください。

7)定められた記録類には黒または青色のペン，ボールペンその他消すことができない用具で記入すること。鉛筆で記録すると，正しい結果が書き直される可能性があるので，不適当です

8)間違って記入したときには，訂正前の数字などが見えるようにして線を引き，正しい値を線のそばに記入すること

9)また，訂正した人の捺印またはサインと訂正した日付および訂正理由を一緒に記入すること。修正インクなどを使わないようにしてください。

10)製造記録などで，記入すべき箇所には全て記入すること
該当する値や特定ロットでの不要の項目には「なし」，「適用せず」など適切な表現で記載

するようにしましょう。記入欄があるのに記入事項がないのはよくありません。記載洩れがないことを確認するのは当然大切なことです

11)GMP 記録には，「同上」「〃」「↓」を使用しないこと

数値の丸め方

日本薬局方（第18改正；令和3年）通則25

医薬品の試験において, n 桁の数値を得るには, 通例, $(n + 1)$ 桁まで数値を求めた後, $(n + 1)$ 桁目の数値を四捨五入する。

JIS における数値の丸め方：四捨五入の仕方

1) 最も近い方の整数倍を選ぶ
2) 規則A：偶数になる整数倍を選ぶ
3) 規則B：大きな数字になる整数倍を選ぶ

【例】：0.1 の単位；

　　　　12.24 は 1) 12.2, 2) 12.2, 3) 12.3
　　　　12.25 は 1) 12.3, 2) 12.2, 3) 12.3
　　　　12.55 は 1) 12.6, 2) 12.6, 3) 12.6

何れの方法でも良いが, 連続して丸めてはならない。

【例】：12.55 → 12.6 → 13

(JISZ8401 ： 1999)

・参考　JISZ9041 データの統計的な解釈方法

JISZ9041-1	(1999)	データの統計的記述
JISZ9041-2	(1999)	平均と分散に関する検定方法と推定方法
JISZ9041-3	(1999)	割合に関する検定方法と推定方法
JISZ9041-4	(1999)	平均と分散に関する検定方法の検出力
JISZ9041-5	(2003)	メディアン推定方法及び信頼区間

第3節　構造設備の保守および清掃・洗浄

　構造設備の予防的な保守のため，責任の割当を含め必要な事項について，計画書および手順書を設定する必要があります。

　また，生産に使用する構造設備の清掃・洗浄および当該設備での使用許可について，文書による手順を設定することが必要です。清掃・洗浄手順には，作業員が，再現性のある，かつ，有効な方法で構造設備等を清掃・洗浄できるよう十分に詳細な内容が含まれていなければなりません。これらの手順には，次の事項が含まれます。

(1)清掃および保守を行い，その記録の作成および保管

(2)製造設備等の清掃・洗浄に係る責任の割当て

(3)清掃・洗浄計画および必要な場合には消毒計画

(4)構造設備等の清掃・洗浄方法（洗浄剤の希釈方法を含む）および使用する用具，薬剤等の十分な説明

(5)必要な場合には，適切な清浄を保証するために行う構造設備等の各部品の分解および組立に係る事項

(6)先行ロットの表示の除去または抹消に関する事項

(7)次回使用までの清浄な構造設備等の汚染防止のための事項

(8)実施可能な場合には，使用直前の清浄度に係る構造設備等の検査

(9)必要な場合には，工程作業の完了から当該設備の清掃・洗浄までの間の許容最長時間の設定並びに，清掃・洗浄完了から当該設備の使用までの間の（微生物学的側面などからの）許容最長時間の設定

　品質を変質させる物質による汚染またはキャリーオーバーを防止するため，当該設備等および器具類は清掃し，保管し，必要な場合には消毒または殺菌します。また，専用ではない設備等については，交叉汚染を防止するため，異なる製品等の製造の間に洗浄する必要があります。

　清掃・洗浄法については，その方法の妥当性の確認が実施されていなければなりません。具体的には，清掃・洗浄の手順，洗浄剤および許容残留物の判定基準については設定根拠を明確にし，清掃・洗浄法の妥当性を示すことが必要です。

第4節　校正

　製品の品質を保証するために製造行為中に使用される計測器については，文書による手順および計画に従って校正を行わなくてはなりません。

　計測器の校正にあたっては，証明された標準器とのトレーサビリティが確保できる標準器を用いて実施し，結果を記録します。また，校正の実施記録は所定の期間保管します。

　重要な装置の校正については，現状を表示するな

どして作業者が認識できる状態にしておきます。なお，校正基準に適合しない計測器は使用してはなりません。

　重要な計測器について，校正した結果が，承認された校正装置の標準となる量との差から逸脱した場合には，これらの逸脱が前回の校正以降において当該計測器を用いて生産した製品の品質に影響を与えたか否かを判定するために，調査を行わなければなりません。

第5節　製剤の品質と剤形

　製剤には，目的とする効能効果を最もよく発揮させるために，また使用する上で大切な品質があります。
　(1)生物学的品質
　　　薬物・代謝物の血中濃度，組織内濃度，血漿蛋白結合度，排せつ速度など
　(2)物理化学的品質
　　　形状，大きさ，溶出性，含量・力価の均一性，流動性，飛散性，強度，安定性，不純物，分解生成物など
　(3)官能的品質
　　　色，つや，形状などの外観，におい，味など
　(4)微生物学的品質
　　　微生物学的特性，微生物数など

原薬や添加剤の生物学的・物理化学的性質なども

製品品質に影響します。

　医薬品を製造する場合は，品質特性をロット内／間で一定になるように努める必要があります。

　剤形は，主に投与経路および適用部位別に分類し，更に製剤の形状，機能，特性から細分類されます。

1　経口投与する製剤

　経口投与する製剤には，即放性製剤と放出調節製剤があります。

　経口投与する製剤のうち，カプセル剤，顆粒剤，錠剤などでは，服用の容易性や有効成分の分解を防ぐなどの目的で，コーティング剤で剤皮を施すことができます。

(1)錠剤

　　口腔内崩壊錠，チュアブル錠，発泡錠，分散錠，溶解錠があります。

　　素錠に高分子化合物などでフィルムコーティングした錠剤はコーティング錠といい，素錠に糖類や糖アルコールで剤皮を施した錠剤は糖衣錠といいます。

(2)カプセル剤

　　硬カプセル剤と軟カプセル剤があります。

(3)顆粒剤

　　粒状の製剤で，18号（850μm）篩を全量通過し，30号（500μm）篩に残留するものが全量の10％以下のものを細粒剤と称することができます。

(4)散剤

粉末状の製剤です。

(5)経口液剤

液状または流動性のある粘稠なゲル状の製剤
で，エリキシル剤（甘味と芳香のあるエタノー
ルを含む液剤），懸濁剤（有効成分を微細均質
に懸濁した液剤），乳剤（有効成分を微細均質
に乳化した液剤）およびリモナーデ剤（甘味と
酸味のある液剤）があります。

(6)シロップ剤

糖類や甘味剤を含む液状または固形の製剤で，
シロップ用剤（水を加えてシロップ剤となる顆
粒または粉末製剤で，ドライシロップ剤と称す
る）も含まれます。

(7)経口ゼリー剤

流動性のない成形したゲル状製剤です。

(8)経口フィルム剤

経口投与するフィルム状の製剤です。

(9)腔内崩壊フィルム剤

口腔内で速やかに溶解又は崩壊させる経口フィ
ルム剤です。

(10)腔用錠剤

トローチ剤（口腔内で徐々に溶解させ，口腔，
咽頭などの局所に適用），舌下錠（舌下で溶解
させ，口腔粘膜から吸収させる），バッカル錠（臼
歯と頬の間で溶解させ，口腔粘膜から吸収させ

る），付着錠（口腔粘膜に付着させる），ガム剤（咀嚼して有効成分を放出）があります。

⑾腔用液剤

　液状又は流動性のある粘稠なゲル状製剤です。

⑿腔用スプレー剤

　有効成分を霧状，粉末状，泡沫状またはペースト状などとして噴霧します。

⒀腔用半固形剤

　口腔粘膜に適用する製剤で，クリーム剤，ゲル剤又は軟膏剤があります。

2　注射により投与する製剤（注射剤）

　溶液，懸濁液，乳濁液，用時溶解もしくは用時懸濁して用いる固形の無菌製剤です。

　充填済みシリンジ剤，カートリッジ剤（薬液，懸濁液，乳濁液をカートリッジに充填したもの），輸液剤（静脈内に投与する100mL以上の注射剤），埋め込み注射剤（有効成分を長期放出するため，皮下，筋肉内などに埋め込む注射剤），持続性注射剤（長期間の放出を目的とし，有効成分を植物油などに溶解もしくは懸濁，または生分解性高分子化合物を用いたマイクロスフェアの懸濁液とする注射剤），およびリポソーム注射剤（有効成分の生体内安定性向上や標的部位への送達，放出制御などを目的に，静脈内などに適用する注射剤）が含まれます。

　有効成分が溶液中で分解又は失活することを防ぐ

ために凍結乾燥注射剤又は粉末注射剤として製することができます。

3　透析に用いる製剤（透析用剤）

腹膜透析用剤および血液透析用剤があります。

4　気管支・肺に適用する製剤（吸入剤）

有効成分をエアゾールとして吸入し，気管支や肺に適用する製剤で，吸入粉末剤と吸入液剤があります。

5　目や耳に投与する製剤

(1)点眼剤

水性点眼剤と懸濁性点眼剤（通例，最大粒子径75μm以下）があります。

(2)眼軟膏剤

半固形の無菌製剤で，微生物の発育阻止に足りる量の保存剤を加えることができます。

本剤中の粒子の最大粒子径は，通例，75μm以下です。

(3)点耳剤

外耳や中耳に投与する液状，半固形，用時溶解もしくは用時懸濁して用いる製剤です。

6　鼻に適用する製剤（点鼻剤）

鼻腔や鼻粘膜に投与する製剤で，点鼻粉末剤と点鼻液剤があります。

7 直腸に適用する製剤

(1)坐剤

直腸内に適用します。

(2)直腸用半固形剤

肛門周囲または肛門内に適用する製剤で，クリーム剤，ゲル剤または軟膏剤があります。

(3)注腸剤

肛門を通して適用する液状または粘稠なゲル状の製剤です。

8 腟に適用する製剤

腟錠と半固形の腟用坐剤があります。

9 皮膚などに適用する製剤

(1)外用固形剤

皮膚（頭皮を含む）または爪に塗布ないし散布します。外用散剤（粉末状の外用固形剤）も含まれます。

(2)外用液剤

リニメント剤（皮膚にすり込んで用いる液状ないし泥状剤）およびローション剤（有効成分を水性の液に溶解または乳化もしくは微細に分散させた外用液剤）が含まれます。

(3)スプレー剤

有効成分を霧状，粉末状，泡沫状，ペースト状などとして皮膚に噴霧する製剤で，外用エア

ゾール剤（容器に充填した液化ガスや圧縮ガス
と共に有効成分を噴霧）およびポンプスプレー
剤（ポンプにより容器内の有効成分を噴霧）が
あります。

(4)軟膏剤

皮膚に塗布する半固形の製剤で，油脂性軟膏剤
と水溶性軟膏剤があります。

(5)クリーム剤

皮膚に塗布する水中油型または油中水型に乳化
した半固形の製剤です。

(6)ゲル剤

皮膚に塗布するゲル状の製剤で，水性ゲル剤と
油性ゲル剤があります。

(7)貼付剤

皮膚に貼付する製剤で，テープ剤とパップ剤（水
を含む基剤を用いる貼付剤）があります。放出
調節膜を用いた経皮吸収型製剤にできます。

10　生薬関連製剤

エキス剤，丸剤，酒精剤，浸剤・煎剤，茶剤，チ
ンキ剤，芳香水剤，流エキス剤があります。

第6節　表示

製品の添付文書やラベル等は，製剤を正しく使用
してもらうための重要な情報の1つです。

製剤工程で造り込んだ製品品質も添付文書を入れ

忘れたり，表示を間違えると正しい製品かどうかの区別ができず，気が付かずにそのまま出荷してしまうと，患者の生命に危険を及ぼすこともあります。

表示が間違っている医薬品は不正表示医薬品です。薬機法では，医薬品のラベルや個装箱などに必要な表示をすること，ならびにその医薬品についての情報を適切に添付文書へ記載するように規定しています。

包装作業担当者や表示物の試験検査担当者は，表示の意味と大切さをよく理解し，定められた作業を行うことが大切です。

製造所では，表示されていない製品を出荷しないことを保証するため，製品に使用したラベルの数と製品以外に使用したり廃棄したりしたラベルの数の合計が使用前の数と一致しているのを確かめることが作業標準で定められています。使用するラベルが指定されたとおりのものであることを確かめる作業標準もあります。印字するときの内容に間違いがないことや，使用する個装箱が定められたとおりであることを確認する作業標準もあります。これらの作業標準にしたがって作業しましょう。もし間違っていれば，直ぐに作業を停止し，責任者へ報告してください。

ヒューマンエラーの原因は「作業者の不注意」だけではありません。この意図しない結果を生ずる人

63

間の行為を引き起こす要因には，錯覚，錯聴，勘違い，心理的な側面，人間要因と呼ばれる「ヒューマンファクター」の認識が必要で，ヒューマンエラー防止には，設備機器や作業環境など人間を取り巻く"全ての要因"を洗い出し何処でズレが生じたのか，原因と要因を分析することが重要です。以下にヒューマンエラーの防止法：注意力の意味と使い方の例を紹介します。

ヒューマンエラーの防止法：
注意力の意味と使い方

　監督者は，部下によく「注意してやれ」，「集中力が足りない」などの言葉で戒めることがあります。しかし，この「注意，集中力」という言葉は，主観的で抽象的な言葉であり，指導を受けている作業者には，どのようなことをすれば注意深く作業を進められるのかわからず，「ハイ，わかりました，やります」と頭を下げる場面を見受けます。

(1)注意を集中するための3つの条件

　注意を集中し作業を進めるには，次の3つのことを使い分け，組合わせて指導しましょう。

1)注意点を選ぶ

　作業を行うときの注意点の発見，または選び出しには扱う設備，機械，治工具の基礎知識をもち，操作の仕方，自己点検の仕方を経験することから始まる。

2)手順ごとの注意点（急所）をつかむ

　作業を進めるとき，"何に注意しなければならないか"の急所（注意点）を決め作業にかかる。だが，手順と急所のつかみにくい作業がある。トラブル処理で急いだとき，あわてたとき，手順が逆になったり，急所を忘れたり，気がつかなかったりして"危ない"思いをするものだ。このような"危ない"作業は，次の3つである。

① 先の読みにくい作業

② 急ぎ，あわてたときの作業

③ 小さなトラブルで，知りながら手を抜く作業

3) 視点と作業点を一致させる

　　動作ごと"危ない"ステップでは視点と作業点を合わせて作業するように努めることである。この際，作業点と視点があっているか確認クセをつける訓練をいう。指差呼称などはこのためにあるといえる。

(2)注意の集中が強くなる部分，弱くなる部分，また強くなるとき弱くなるとき

1) 注意力は持続しにくい

　　注意力を集中させるには，それなりの意思の緊張が必要である。しかし，この緊張状態は長続きさせることは無理であり，緊張度が強ければ強いほど持続はむずかしくなる。とくに中高年になると無理であるといえよう。

2) 身体の不調なとき，ストレス的なイライラがあるときは注意力は集中しない

　　不愉快，イライラ，疲れ，病気で倦怠感があるときは注意力は集中しないことはだれしも経験している。危ない作業は避けることは当然ながら，もしやらなければならないとしたら，次の点を守って欲しい。

a) まず，同僚，または上司にイライラ，不愉快

なことをぶちまける。人間はこれだけでも心が安まるものである―相談する。

　b)少々時間をかけ，注意集中の前述した3つの条件について1つひとつチェックし，手順を頭にいれる。

　c)作業は少々テンポが遅れても，確認しながらやって欲しい。なげやりに作業をやったときが最も危ない。

(3)1つの点に注意を集中すればするほど，周りはピンボケになる。

作業に熱中すると，目の届く狭い範囲なら注意点をつかんでいるが，少し視野が広いところで作業をするとしたら，周りに危ない注意点があっても気がつかないものである。このようなときには，段取りの段階で"危ない"ものにはカバーするか，取除くか，回しても動かなくしておく（スイッチを切っておく）などして，1点に注意を集中しやすくしておくことが大切である。

(谷村富雄：ヒューマンエラーの分析と防止　P111　日科技連　1996年)

第7節　異物の混入防止

　異物には，目で見えるもの，見えにくいもの，見えないものがあります。

　これらの異物には，受入れ原料，使用機械，作業環境などから混入する場合と，原薬や製剤の工程の内部で発生するような場合とがあります。例えば，秤量作業で原料包装袋のビニール小片が混入してしまったような場合です。

　製造の立場からは，いずれの異物にしろ，混入や発生を防止しなければなりません。

　混入防止のために，受入れ原料のうち必要なものについては篩過作業を組入れて異物を除去し，設備の保全を適切に行い，作業室を清浄にして作業をすることが大切です。なお，受入れ原料で異物混入が多く見られる場合には，原料供給者の監査等が必要になります。

　工程中での発生防止のために，作業標準にしたがって製造することが大切です。

　異物のなかでも，特に，虫，毛髪，金属片，ガラス片，繊維などについては，次のようなポイントに注意して混入防止のために万全を期してください。

(1)木製パレットは作業エリアには持ち込まない。
(2)飲食物やたばこ類は保管・作業エリアには持ち込まない。
(3)保管・作業エリアの建物内部はひびや隙間がないようにする。

⑷保管・作業エリアに原料や資材を持ち込む場合，外装を清掃する。

⑸容器を適切に洗浄する。

⑹毛髪を包込んだ正しい着帽や正しい着衣を励行する。

⑺作業前に機械部品に摩耗や破損のないことを点検して使用する。

⑻前述の「ヒューマンエラーの防止法：注意力の意味と使い方」を参考に，ガラス瓶やアンプルなどは破損しないよう慎重に取り扱う。

⑼破損したガラス瓶やアンプルなどは規定に従い適切に処理する。

⑽手順に従い防虫・防鼠を励行する。

⑾製造室の中を走らないようにする。

⑿作業服や製造工程で使用した布巾などの繊維類のほつれを除去すること。また，清掃用具として使用する布製のモップ類や布巾にも繊維類のほつれに注意が必要です。

　一方，品質管理の立場からは，原料や資材の受入れ時に定められた異物検査を行い，その結果を責任者に所定の文書で報告してください。

　原料メーカーでの異物混入対策のために，自社の異物検査の結果と製造工程での受入れ原料の篩過作業の結果を必要に応じて連絡することで，改善の促進に役立つ場合もあるのです。

特に，体内に直接投与される注射剤には日本薬局方で不溶性異物検査法および不溶性微粒子試験法に適合することが定められています。

　錠剤などについては，このような異物検査法は定められていませんが，各社で必要と考える場合には，自主的に抜取検査や全数検査など品目により適切な方法を定めて実施し，この結果を更に異物混入防止のために役立てることが望まれます。

目に見えるもの，見えにくいもの，見えないもの

不純物：

　原料に当初から混入している有効成分以外の物質で，開発研究の過程で実態が解明され，生体に対する影響も知られている場合がほとんどです。

分解物：

　当初には存在せず，医薬品の製造・保管の過程で発生する物質です。定められた条件を外れて製造や保管すると未知の分解物が発生することがあります。

異　物：

　原料に混入しているものや製造の過程で発生する分解物以外のものです。

　平成 26 年 11 月 21 日付け通知「医薬品等の回収について」では，「混入した異物の種類及び製品の性質については，異物が混入又は付着している医薬品・医療機器等であって，保健衛生上問題が生じないことが明確に説明できない場合は，回収すること。無菌製剤は，原則的に無菌性保証が確実か否かを重要な判断基準とすること。」と記載されている。

第8節　汚染および混同

　薬機法では異物が混入し，または付着している医薬品，病原微生物で汚染され，または汚染されている恐れがある医薬品などの製造，販売などが禁止されています。製品や環境，設備装置の表面を汚染させる物質を汚染物質といいます。

汚染

　種類の違う物質が混入したとき，選り分けることが事実上不可能な場合を汚染といいます。微生物や異物の混入は汚染の例です。汚染のうち，Aという医薬品を製造している工程からAの成分がBという医薬品を製造している工程へ飛散して製品Bを汚染させる場合のように，異なる製品の成分等により汚染することを交叉汚染といいます。

　秤量や調製作業をした際，作業衣や帽子・手袋等に付着した粉末が作業員の移動とともに散逸して他の医薬品へ混入した例があります。床にこぼれた粉末を踏んで歩いたために作業室内に粉末をまき散らせた例もあります。種類の違う薬剤，微生物，異物などで医薬品が汚染されると，その医薬品を使用する人に大きな障害が及ぶ危険性があります。床に粉末がこぼれたら，直ぐに拭取ることで対応しやすいが，作業員の衣服に付着した粉末は簡単に除去できない場合がほとんどです。作業衣についた僅かな量の粉末でも汚染を引き起こします。正しく作業する

ことは当然のこと，交叉汚染を避け健康被害を防止するために，定められた衛生管理手順にしたがって正しく行動することが大切です。

　微生物汚染では多くの場合，人が最大の汚染源とされています。人の皮膚表面は絶えず外界からの汚染にさらされているため，黄色ブドウ球菌など種々の表在菌が付着しています。手指の細菌数については多くの報告があり，10^6〜10^7個の菌数が認められています。また，毛髪1本に付着している微生物は数万に及ぶといわれています。人からの汚染を防止するには，入退室基準や作業室内の行動基準を遵守し，微生物汚染のリスクをできるだけ少なくするのがポイントです。

混　同

　別な物を同じ物として間違えることを混同といいます。混同は汚染と違って，時間をかければ選り分けることができる混入のことです。しかし，実際には大量の製品を取扱うときに，違う種類のものを検出することは困難です。混同は作業する人の不注意や思い違いが原因で発生する例が多く知られています。製剤加工では大量の中間製品を取扱うので，1個の錠剤や1個のカプセルの取扱いにも注意して，混同を避けなければなりません。

　表示物が間違って使用されていても患者さんには判別できません。正しい表示物でなければ，正しく

使用することができません。表示物を取扱うときには数量を正確に把握し，定められた場所に保管し，出庫の際にも間違いがないことを確かめましょう。

　直前に取扱った製品やその製品の表示物が工程に残っていないことも所定のチェックリスト等に従って確認してください。

　色や形がよく似ている製品や表示物を区別しないで保管すると混同の原因となるので，避けてください。

　これらのほかに，不必要なものを作業室に持ち込んだり保管しないようにする，作業中に発生した不良品等を一時保管せざるを得ない場合，簡単には取出せないような容器へ適切に表示して保管するなどの措置をとるようにしてください。

第 1 節　衛生管理の目的

　医薬品等の製造においては，交叉汚染や異物混入を防止するために，製造設備等や作業環境および作業員の衛生状態を定められた清浄度に維持することが大切です。

　具体的な内容は，作業の内容や製品等によりリスクが異なりますが，基本的な事項は多くの点で共通しています。これらの共通の遵守事項について説明します。

　医薬品の製造を担う企業や従事する人々は何をすべきでしょうか。もっとも重要なことが，製造工程における衛生管理です。

　衛生管理とは，単に，職員が入室する時の手洗いや更衣だけが衛生管理ではなく，作業環境の清浄度の維持，職員の健康管理，構造設備（製造設備，試験検査機器，建物など）の清浄管理などを行うことで，職員による汚染や外部からの汚染物質の持ち込み，虫の侵入などを防止します。このプログラムを「衛生管理」と言います。

第 2 節　作業環境の清浄度

　医薬品の製造環境には，原料・資材等の搬入から，開梱，作業室への持ち込み，医薬品の製造，充填，閉塞，製造した製品の保管などで，特に無菌医薬品

の場合は維持すべき環境基準を設け厳密に維持しな
ければなりません。それらの区域ごとに環境の清浄度
が定められています。

1 作業管理区域の名称・用語

　医薬品の製造を行う場所を「作業所」といい，製
造作業の現場に直結している事務室・試験検査室等
も含むものであります。作業室とは，作業所のうち
製造作業を行う個々の部屋をいい，この作業所の全
体が，衛生管理の対象となります。

作　業　所：製品の製造作業を行う場所をいう。

作業管理区域：作業所のうち，作業室および廊下等
　　　　　　　から構成されていて，全体が同程度
　　　　　　　に清浄の維持ができるように管理さ
　　　　　　　れる場所をいう。

清　浄　区　域：作業所のうち，原料の秤量作業を行
　　　　　　　う場所，薬剤の調製作業を行う場所
　　　　　　　および洗浄後の容器が作業所内の空
　　　　　　　気に触れる場所をいう。

無　菌　区　域：作業所のうち，無菌化された薬剤又
　　　　　　　は滅菌された容器が作業所内の空気
　　　　　　　に触れる場所，薬剤の充填作業を行
　　　　　　　う場所，容器の閉塞作業を行う場所
　　　　　　　および無菌試験等の無菌操作を行う
　　　　　　　場所をいう。

第3節 環境の清浄度管理

　作業所の環境や設備機器の清浄な状態を汚染物質の量，例えば，無菌医薬品の場合は浮遊微粒子や微生物制御の程度で表した数値が清浄度です。製剤の特性や工程・作業内容に応じて定められた清浄度に基づいて作業室を区分し，これに対応した清浄管理を行うことが求められます。

1　空中浮遊微粒子

　室内の許容される空中浮遊微粒子数をランク分けし，各室がその限度内に維持できていることを管理するのが空気清浄度管理であり，その許容数値は，日本薬局方の参考情報として規定されています。また，PIC/S の GMP でも規定されています。

(1)上記の清浄度区分は，グレード A からグレード D に区分され，最大許容微粒子数が定められている。この数値により，空調システムの稼働状況を評価することができる。

(2)注射薬等の場合，浮遊微粒子は製品に混入すると，不溶性微粒子の原因となり，また，微生物混入リスクとなり得る。

(3)日本薬局方や PIC/S の GMP で規定されている最大許容微粒子数で管理をすると，この数値を超えれば，直ちに逸脱となるので，通常は，アラートレベルとアクションレベルを定めてモニタリングし，対応処置を採る。

2　環境微生物管理

　管理区域（薬剤や容器の特性や工程・作業内容に応じて定められた区域）ごとに，必要に応じて，空中微生物（浮遊菌，落下菌）や表面付着菌の許容値を定め，管理をします。

3　空調条件の管理

　環境の清浄度維持の一つに，空調システムの運転状況を監視します。
- (1)気流方向が，清浄度の低い区域から高い区域に向かって流れると，微生物や微粒子の汚染が起こり得る
- (2)医薬品製造所の環境の管理の一環として，作業管理区域，清浄区域など各室の「室圧」，「気流方向」を日常管理する。これとは別に，空調システムのバリデーション（適格性評価）は別途，実施する

第4節　職員の衛生管理および健康管理

1　職員の衛生管理

　医薬品の製造においては，作業をする人の衛生管理と安全がなにより重要です。
　特に，衛生管理の教育訓練を受けていない者が入室しないよう，規定，手順を定めておく必要があります。
　衛生管理の一環としては，以下を定める。

(1)職員の入退室（脱靴，履き替え，手洗い，更衣，入退室，人数制限等）に関する事項

(2)当該作業室の作業に従事しない者の立ち入り制限

(3)作業室のグレードに合わせた入室制限（例えば，化粧の程度，装飾品の装着の可否など）

(4)手洗い，消毒方法に関する事項

(5)個人使用物品の作業室への持ち込み規制（例えば，個人が服用する医薬品の持ち込み禁止，私物の持ち込み禁止，作業室への腕時計の持ち込みは禁止など）

(6)作業所への飲食物，ガムなどの持ち込み禁止

(7)衛生管理に関する教育訓練

2　健康管理

健康管理の一環としては，以下を定めます。

(1)職員が，製造過程の物或いは製造した製品を汚染する恐れのある疾病に罹っていないことを確認するための定期的な健康診断の実施

(2)職員が製造工程を汚染したり，或いは製造した製品を汚染する恐れのある健康状態にないかを入室時にチェックするシートの制定

(3)医薬品の種類によっては，直近に海外渡航が無いかの申告など

3　服装および入退室

製造作業室への入室は，いうまでもなく，定めら

れた服装に更衣し，定められた手順で入室する。

　(1)作業衣等については，その交換頻度や洗濯・消毒・滅菌の方法を設定し，管理する

　(2)登録された者のみが入室できることとする

　(3)登録されていない者（例えば，機器のメンテナンス，物品の製造現場への納品等）の入室については，教育訓練をする

　(4)更衣室（脱衣室，着衣室）の人数制限，入室時の着衣・着用順，退出時の脱衣順を定めておく

　(5)入退室時の脱靴，履き替え，手洗いの手順を定める。手洗いについては，石鹸・消毒剤の種類および使用期限，規格を手順書に定め，消毒剤は開封日や使用期限を記載し，管理する

　(6)物品の搬入・搬出についても，持ち込むことができる物品，持ち込むことができない物品を定めておき，搬入時の外装清掃，消毒手順を定めておく

4　作業室内での行動基準

　(1)動作や行動が激しいほど，服装（袖口や裾口）からの塵埃が室内に拡散する。室内歩行はゆっくりと。

　(2)必要に応じて，保護メガネ，フェイスマスク，安全靴などの使用。

　(3)手袋を着用していても，作業室内の物品や製造機器を触らないこと等の作業室内での行動基準

を定めておく。

第5節　構造設備の衛生管理

　構造設備の衛生管理は，一般的に以下の内容が参考となります。

1　製造環境の管理

　医薬品製造における空気清浄度を，日本薬局方や無菌医薬品製造指針などに基づいて，自社の製造区域ごとに環境の清浄度を定めます。

　清浄度としては，浮遊微粒子の許容数と環境の微生物数，各室の温度・湿度などの管理数値を定め，日常若しくは定期にモニタリングして管理を行い，管理値から外れた場合の対応を定めて実施すれば良い。

　また，必要に応じて，室内の空調の気流方向を管理する（定期的に確認する）ことを，製造環境の衛生管理の一環として実施することもあります。

2　構造設備の管理

　構造設備とは，医薬品の製造・試験検査に係るすべての機器・設備です。原料等の搬入室，製品の作業室や廃棄物の搬出室などの建物も構造設備です。

　これらが汚染されていたり，異物が付着していれば医薬品を汚染します。

　⑴設備や作業室は整理整頓し，いつもきれいにすることが基本です。これにより，作業がし易く

81

なり，清掃や保守も容易となります。

(2)設備や機器を定められた方法で清掃し，清浄になったことを定められた方法で点検することが大事なことです。

(3)洗浄済みの設備・機器には，「清浄済み」や「使用期限」（その洗浄は，いつまで有効か）などの表示をすることは重要なことです。

(4)その他，構造設備の衛生管理として，以下のことを定めて実行すると良い。

　1)製造に使用した機器や用具，工具は，必ず所定の場所に収納する。

　2)清掃作業で使用する薬剤・洗剤は，医薬品の製造に用いるものと明確に区別し，表示し，保管する。

(5)構造設備の清浄化について，製造管理の一環として定める場合もありますが，以下については衛生管理の項目として例示しました。

「清浄対象機器」，「清浄の間隔（周期）」，「清浄作業の手順」，「清浄の確認方法」，「清浄後の汚染（異物, 微生物）防止措置」。これらを定めて，定期的に実施することが重要です。

第6節　清掃・消毒

　各製造室，試験検査室，その周辺の清掃・消毒は，医薬品の製造において重要な衛生管理の一環として実施します。

1　清掃・消毒手順の制定

　清掃・消毒は手順を定め，個人差が出ないようにしなければなりません。この手順は，単に，清掃する，消毒するということではなく，その手順は適切か，効果が得られているかを評価して確定し，モニタリングすることが重要です。

2　清掃の種類

　清掃は，一般的には，毎作業日の終了時に行う「日常清掃」，定期的に，重点的に行う「定期清掃」，これに加えて，床，天井，壁，機器を一斉に清掃・消毒する「特別清掃」を，手順を定めて実施します。

　定める事項としては，清掃場所，範囲，清掃・消毒の頻度，使用する用具と洗剤，消毒剤，結果の記録等を文書に定めます。

　清掃・消毒を外部の業者に委託する場合にも，同様の報告書，記録などを提出してもらい，内容を確認して保管します。

3　洗浄剤・消毒剤の選定および使用

　医薬品製造所，作業室の消毒剤としては，次亜塩素酸ナトリウム，過酢酸，過酸化水素，消毒用アルコールなどがあります。

　これらを選定し，使用する場合に，以下のことを手順書に定めて実施する必要があります。

　(1)使用する洗浄剤・消毒剤は目的とする消毒に適

しているかを，評価しモニタリングをして，確
定すること。

(2)消毒剤使用後の残留物を検知して，洗浄により
除去できているかどうかの確認を実施すること。

(3)洗浄剤，消毒剤を希釈して使用する場合，希釈
濃度や有効期限，保管方法，必要に応じて滅菌
方法等を手順書化して実施すること。

(4)適切な使用期限を設定すること。消毒剤容器に
継ぎ足して使用しないこと。

(5)自家調製する場合，手順を定めて実施し，調製
の記録を作成して保管すること。

第7節　防虫・防鼠

　医薬品の製造作業室は，廊下，搬入前室，搬入室，
脱衣室，更衣室など，いくつかの部屋を通って人や
物品が作業室に入るように設計されています。

　しかし，実際には，昆虫類（および鼠も含むが，
以下，総称して，「昆虫類」と呼ぶ）の侵入を常に
ゼロにすることは困難です。そこで，いかに昆虫類
を侵入させないか，発生させないかを，ソフト面，
ハード面で対応することが「防虫・防鼠」です。

1　昆虫相の調査

　昆虫の侵入を防ぐ管理システム（防虫管理システ
ム）を構築するには，現状の調査が必要です。昆虫
には，「徘徊性昆虫」と「飛翔性昆虫」に分けられ，

それぞれの特性に適した捕虫器を各室に設置します。

　この捕虫器を設置して捕獲した昆虫が

(1)どこから侵入してくるか

(2)どの種類の昆虫が多いか

(3)いつの時期（春夏秋冬）の侵入が多いか

(4)どの場所，どの室で多くみられるか

　これらを調査することで，虫の生態が見えてきて，2.の防虫対策ができます。

2　防虫対策

(1)昆虫相の調査結果から，その相の移動手段や繁殖手段がわかるので，構造設備の欠陥の改善，例えば扉の隙間をなくす，搬入前室の同時開閉禁止（インターロック），室間差圧など，また，昆虫の除去の方法として適切な位置に粘着トラップを設置すること，ライトトラップを設置することなどの対策ができる。

(2)外部（屋外に限らず，隣接する部屋）に面したガラス窓で，明かりにより虫を誘引しないよう，フィルムを貼る。

(3)室内に結露があれば，そこが湿潤し，真菌が発生し，食菌性昆虫（チャタテムシ）の発生・繁殖が繰り返されるので，室内の結露対策が重要である。

(4)一方，作業者として注意すべきことは，

　1)清浄環境維持のため，整理整頓，清掃を徹底

する。

2) 扉の開閉，作業室の入退室については迅速に行う。

3) 扉を開閉するときは両方の扉を同時開放しないなど，行動基準を定め，実行する。

4) 一定期間ごとに，季節ごとに，粘着トラップやライトトラップに捕捉した虫類を観察し，計数して防虫効果の適切性を評価する。

3　防鼠

鼠が棲みにくい環境にする，鼠が侵入するような口や隙間（例えば，配管等の貫通部がありその，隙間封じが完全でない）が無いこと，モニタリングのために捕獲器を設置する，などの対策を採ることが必要です。

第8節　廃棄物の処理

資材の容器や入れ物，管理室で発生した紙類などは，廃棄物として，製造作業室，製造所から適切に搬出し，処理をしなければなりません。製造所によっては，感染性物質を扱う所もあるので，関連法規に合わせて処理をすることが必要です。

これらの廃棄物の処理は製造所全体に係ることであり，製造環境の維持，汚染防止の面から，衛生管理の一環として手順を定め，実施することが望ましいと言えます。

手順書に規定する項目例として，以下を定めておきます。

(1)廃棄物の区分，種類を定め，その物ごとに専用袋や容器に入れて密封する

(2)これらを一時保管する場所，方法を定め，また，必要であれば，オートクレーブ処理をして，定められた搬出ルートから搬出する

(3)特に注意を要する注射針等の廃棄には，針刺し事故防止の対策を定める

(4)産業廃棄物として，処分を処理業者に委託する場合はマニフェストを交付し，処理をする

MEMO

第5章　倉庫管理

　倉庫での作業内容は，原料・資材，製品（中間製品を含む。）などを受入れ，これを手順書に従って検収し，入庫，保管，出庫，出荷する業務です。

　倉庫作業は決して医薬品製造の間接作業ではありません。図1に示す様に，単なる物の保管管理だけでなく，記録書，伝票，表示物といった情報も保管することがあります。製剤工程と同様に，原料・資材，製品の受入れ，保管，搬送等倉庫作業の過程で製品の品質を造り込んでいるのです。

第1節　入荷（検収）作業のポイント

　入荷（検収）は，発注企業の代表として納品された物品を受取る業務です。いわば製薬企業の窓口です。発注した原料・資材等を実際に最初に見ることができるのが入荷（検収）なのです。

　発注した品目と違っていたり，損傷していたり，個数に過不足があれば，関係者に通知し，返品・交換・返却など所定の手続きをしなければなりません。工程で使えば問題が発生する恐れがある物品をそのまま受取ると，処理に時間がかかり，経費も無駄になります。また，輸入品は国内からの納品に比べて損傷を受ける可能性が高いので，納品された物品に問題がないことを定められた手順で確かめなければなりません。特に，シール / 封の完全性が損なわれて

図1

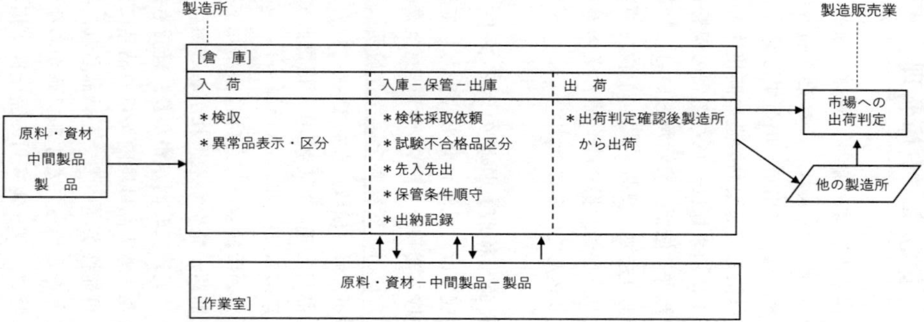

製造販売業

製造所

[倉庫]

入荷
* 検収
* 異常品表示・区分

入庫-保管-出庫
* 検体採取依頼
* 試験不合格品区分
* 先入先出
* 保管条件順守
* 出納記録

出荷
* 出荷判定確認後製造所
  から出荷

市場への出荷判定

他の製造所

[作業室]

原料・資材-中間製品-製品

入庫：物品を倉庫に移動する。
出庫：物品を倉庫から移動する。

原料・資材
中間製品
製品

いる場合，輸入途中などで悪意のある者による偽造・差し替えなどがされている可能性もあります。

　これらのほかに，入荷（検収）時には，次のようなポイントが大切です。

(1)原料・資材や中間製品を受入れるときには，製造業者名および住所，外装の異常（汚れの有無・破損の有無・シール / 封の完全性），品名，ロット番号もしくは管理番号，数量，有効期限（リテスト日）もしくは使用期限が，予め連絡通知されている物と同一であることを確認すること。

(2)確認すれば直ぐに記録し，確認した人は日付を記入し，署名もしくは捺印すること。

(3)原料・資材や中間製品の受入時に異常があれば直ぐに関係者へ通知し，適切な表示をして他の物と明確に区別し，指示があるまで現状のままで隔離保管すること。

(4)異常が認められた原料・資材等を受入担当者の独断で処理しないこと。

(5)輸送業者が指定されている業者と同じであることを確認すること。

(6)検収の結果，異常がなければ，必要に応じて原料・資材のロット番号の付替え（自社の管理番号等）を行うこと。（これにより入庫となる）

第2節　保管と入出庫のポイント

　原料・資材，製品を指示にしたがって保管と入出庫するときの主なポイントは次のとおりです

(1)倉庫内は，作業時以外立入らないこと。

(2)入庫が完了した後，検体の採取を品質部門に依頼すること。

(3)品質部門が試験前，試験中，試験適，試験不適等の表示を行った後，試験不適品は誤って使用しないように直ちに隔離保管することが必要です。

(4)倉庫の扉は，清浄度を区分するものであり，作業性が悪いからという理由で，作業中みだりに開放しないこと。荷捌き場所から，生産エリア内に搬入する前に必ず外装を清掃・清拭すること。(図2参照)

(5)標準として定められた保管条件が守られていることを適切にモニタリングし，品質が変化しないようにすること。

(6)虫やじんあい，水ぬれによる汚染を計画的に防止すること。

(7)毒薬・劇薬など特に取扱いに注意を要する品物は，責任者を決めて他の品物と区画し保管すること。

(8)冷蔵庫や低温庫など条件が特定された保管が必要な場合は，保管状況を記録し適切な条件で保管されていることを保証すること。温度計の校正を定期的にしておくこと。

図2 倉庫配置図

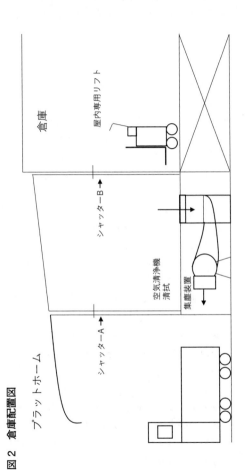

プラットホーム

シャッターA→

シャッターB→

倉庫

屋内専用リフト

空気清浄機
清拭

集塵装置

⑼温度計に貼られている校正票の次回校正日を確認すること。

⑽原料，資材，製品は，それぞれ明確に区分して保管すること。

⑾倉庫や保管庫の内部や周辺を整理，整頓および清掃すること。

⑿先入先出，使用期限順先出しの管理のために長期保管品の有無を定期的に確認すること。

⒀搬入，搬出については明確に記録し，記録した日付と署名または捺印をすること。

⒁原料・資材，製品を保管するとき，そのものが試験中なのか，試験合格品なのか，あるいは試験不適なのかが，誰にでも分かるように，ドラムの胴体に表示するなど，積上げたときでも見やすく表示する。どのドラムの胴体にも取り付けることのできる蓋の場合には，蓋のみに表示すると，間違って他のドラムに載せてしまうことがあるので，「蓋のみへの表示」は避けること。

⒂物品の搬送にパレットを利用している場合，使用前にパレットの汚れを点検して使用すること。

⒃パレットは定められた方法で，清掃・清拭し結果を記録すること。パレットが汚れていると，その上に載せた容器が汚れ，そのままで使用すると製品を汚染させることがある。

⒄原料・資材・ラップ材は床に直接置かない。

⒅通い容器を使用する場合，手順を定めて管理す

ること。

⑲物品を搬送するときに落下させないこと。ガラ
ス瓶を入れた箱を落とすと，細かなガラスの破
片が飛び散り，洗浄工程で完全に取りきれない
事故例がある。この場合は直ちに責任者に報告
し，指示を仰ぐこと。その結果を記録すること。

⑳作業に使用する備品，消耗品，掃除用具などは，
決められた場所に収納し，常に使用可能な状態
とすること。

㉑表示材料（ラベル類および添付文書）の保管は，
他の物と区別して厳重に行うこと。また入出庫
にあたっては員数管理を徹底すること。

第3節　出荷作業のポイント

　出荷作業は，指示内容を確認して作業手順書に従
い実施しましょう。実施結果については，決められ
た記録様式に作業終了後直ちに記録しましょう。

　出荷作業中，外装の汚れ，破損を発見したときは，
直ちに責任者に連絡し，指示を仰ぎましょう。倉庫
内で製品の手直し作業を行ってはいけません。

MEMO

第6章　品質管理

　GMP省令では，「製造業者等は，製造所ごとに，製造管理者の監督の下に，製造管理に係る部門（「製造部門」という。）及び品質管理に係る部門（「品質部門」という。）を置かなければならない」とし，また，「品質部門は製造部門から独立していなければならない」と定められています。

　このたびの省令改正で，さらに品質部門には次に掲げる組織を置かなければならないと規定されました（第4条第3項）。

　1)品質保証に係る業務を担当する組織（QA組織）

　2)試験検査に係る業務を担当する組織（QC組織）

　また，製造管理者には，製造所において，製造管理と品質保証及び試験検査に係る業務（製造・品質関連業務）が適正かつ円滑に行われるよう統括することが求められ，品質部門としては，手順書等に基づき，「品質保証（QA組織）」及び「試験検査（QC組織）」に係る業務を計画的かつ適切に行うことが責務となりました。

　以下にQA組織とQC組織が行う主な業務を例示しました。

　（GMP省令において「品質保証に係る業務を担当する組織（QA組織）」が行うよう定められている業務については，少なくともQA組織が行うことになります。）

第1節　QA 組織，QC 組織について

(1) QA 組織の主な業務

1) 承認事項の遵守確認

製造所における「製造・品質関連業務」について承認事項との整合性確認を行う。

2) 製品品質の照査

製造工程，原料，資材，製品の規格の妥当性を検証するため，定期的または随時に製品品質の照査を行う。

3) 原料等の供給者の管理

①原料等の規格を定める

②原料等の供給者の選定

③原料等の製造・品質管理を定期的に確認

④原料等の製造・品質管理の方法に関して供給者と取決めを締結

⑤MRA 等締結国の製造所の QC データを活用する際の GMP 適合状況等の確認

4) 製造所からの出荷の管理

製造・品質関連業務が適切に行われたかを評価し，製造所からの出荷可否を決定する

5) その他

①次の業務については，「あらかじめ指定した者が手順書等に基づき，業務を行う」ことになるが，QA 組織がその報告を受け最終的に確認等を行う。

バリデーション，変更の管理，逸脱の管理，品質情報及び品質不良の処理，回収等の処理，自己点検および教育訓練など。

②製造管理者からの指示により，製造所における品質目標を定めると共に医薬品品質 システムの運用状況をモニタリングする。

(2) QC 組織の主な業務

1) 製品等，資材の検体採取
2) 採取した検体と標準品の保管
3) 品質部門の責任者が原料，資材，製品の試験検査員に当該作業を文書により指示する
4) 採取した検体について試験検査を行い，その記録を作成し，保管する
5) 最終製品について，ロットごとに所定の試験検査に必要な量の二倍以上の量を参考品として保管する。また，その保存品を当該参考品と同期間保管する
6) 製造に使用した原料等で当該製品の品質に影響を及ぼすものを試験検査に必要な量の二倍以上の量を参考品として，適切な保管条件の下で保管する
7) 試験検査に関する設備および器具を定期的に点検整備し，試験検査に関する計器の校正を適切に行い，これらの記録を作成し，これを保管する
8) 試験検査で規格不適合となった場合は，その原

因を究明し，所要の是正・予防措置をとるとともに，その記録を作成し，これを保管する
9)安定性モニタリングに係る業務を行い，その記録を作成し，これを保管する

以上，QA 組織と QC 組織の業務の考え方について例示しましたが，その取扱いは製造品目の特性，製造工程の複雑さおよび製造所の実情等を踏まえて，今後の Q&A や事例集等に従い実践的な組織体制となるように企業で工夫していく必要があります。

QC 組織の業務の大枠としては，①検体の適切なサンプリング，②試験検査が適切に行われるように力量ある検査員による測定，③試験設備等の校正や標準品の管理等，④各種データの妥当性評価と生データ等の適切な保存，⑤試験検査データに悪影響を与えないように試験環境の管理，⑥参考品及び保存品の適切な管理等と多岐にわたります。

一言でいえば，QC 組織は実在するモノを適切に測定し，その品質を管理するのに対し，新たな QA 組織は，製品品質の照査，さらに逸脱等の発生時には，その原因究明や CAPA 等の所要の措置を行うなど，製造・品質関連業務の仕組みについての保証を行うことになります。これらを勘案して，業務を適正に遂行できる十分な人員を確保する事が望まれます。なお，QA 組織と QC 組織の業務について，それぞれ業務に支障がない限りにおいて，従事する

職員の兼任は差し支えありません。

　（詳細については，改正 GMP 省令の逐条解説通知：（薬生監麻発 0428 第 2 号，令和 3 年 4 月 28 日）本手帖の P225 をご参考にしてください）

第 2 節　試験方法の種類

1　製品（原薬・製剤）の規格および試験方法
　(1) Universal Test：性状，確認試験，定量法，純度試験（有機物，無機物，残留溶媒）
　(2) Specific Test：原薬；融点，pH，粒子径分布，結晶多形，光学異性体，水分，無機不純物，微生物限度
　(3) Specific Test：経口固形剤；光学異性体，水分，微生物限度，溶出性，崩壊性，硬度（摩損度），投与単位の均一性

2　添加物（ヒト・動物由来の添加物を含む），容器・栓，表示物の試験方法
　局方，局外規，承認書の別紙規格

3　中間製品，バルク製品
　原薬・製剤の品質規格のための工程内試験法

4　原薬・製剤の安定性調査のための試験方法

5 バリデーションのための試験方法

(1)設備・システム・装置，洗浄等の作業の試験法

(2)システム適合性試験（JP）

(3)試験機器点検のための試験検査法

(4)計測機器の校正のための試験検査法

(5)標準品，試薬・試液の試験法

6 試験器具・備品・消耗品の使用可否判定のための試験検査法

7 動物を用いる試験方法

第3節　サンプリングのポイント

　サンプリングの方法や手順は企業によって少しずつ異なりますが，定められた方法と手順を守らなければ，試験検査で誤った結果を招くことになるのは同じです。試験検査の対象となる物質の全体の姿を代表するサンプルを採取するのがポイントです。

(1)特殊な例を除き粉末原料では，サンプリングの際に容器内の原料表面のできる限り広い範囲を観察して色，粒度，異物その他に異常がないことを確かめること。

(2)工程でのサンプリングは，中間製品を汚染させない様に，定められた手順と時期にしたがって実施すること。

(3)サンプルの外観検査では，目標品質基準に従っ

た限度見本を用意し，必要なときに欠陥の種類や大きさを照合すること。

(4)サンプリングのときに試料をこぼさないように気を付けること。サンプリング後は，直ちに容器に栓をし，正しく閉塞されていることを確かめること。サンプリング室で原料バルクの汚染が起こりやすいからです。容器を大きく開放しないことが大切です。

(5)サンプルを入れる容器は，品名・ロットが特定できるように，確実に識別すること。工程試験用サンプルでも，プロセスバリデーション用サンプルでも，手抜きをせず毎回適切な識別を行うことが重要です。

(6)検体を採取した後の原料，資材及び製品については，その旨が明確にわかるように「試験検査中」等のラベルを貼付するなどし，次の製造工程に使用されたり，誤って市場に流通したりすることの無いように管理すること。

(7)実際のサンプリング法が手順書等に記載されている方法と同じであることを確かめること。違っていれば責任者に連絡し，指示を受けてください。

第4節　試験検査のポイント

医薬品を製造するときと同じように，定期的に点検整備され，清浄性が確認された機器を使用し，定

められた手順どおりに試験検査を行い，信頼性のあるデータを得ることが大切です。

(1) 日本薬局方の遵守

日本薬局方は，学問・技術の進歩と医療需要に応じて，わが国の医薬品の品質を適正に確保するために必要な規格・基準及び標準的試験法等を示す公的な規範書です。

局方は，法第41条に則り，医薬品の性状および品質の適正を図るため，少なくとも10年ごとに見直しが行われていますので，製造方法，規格および試験方法，貯蔵方法，表示事項等のGMP関連事項について，改正内容に合わせて遅滞無く変更することが必要です（実際には，第九改正（昭和51年）から5年ごとの改正，第十一改正から追補も刊行されています）。

また，参考情報の部分は最新の品質管理の方法を検討するために役立っています。

≪日本薬局方の概要≫

法第41条

1　厚生労働大臣は，医薬品の性状及び品質の適正を図るため，薬事・食品衛生審議会の意見を聴いて，日本薬局方を定め，これを公示する。

2　厚生労働大臣は，少なくとも10年ごとに日本薬局方の全面にわたって薬事・食品衛生審議会の検討が行われるように，その改定について薬事・食品衛生審議会に諮問しなければならない。

（以下，略）

日局は，通則，生薬総則，製剤総則，一般試験法，医薬品各条，参照紫外可視吸収スペクトルおよび赤外吸収スペクトルから構成されている。参考情報は，「第十七改正日本薬局方成基本方針について」（平成23年9月13日付け厚生労働省医薬食品局審査管理課事務連絡）により，日局を補足する重要情報として位置づけられている。

医薬品各条に収載されていない医薬品についても，通則，総則，および一般試験法の考え方が適用される。例えば，通則：第12項で判定基準の考え方，バリデーションおよび工程内管理による出荷試験の一部省略の考え方が示されている。また，第15項で冷所の温度幅が1〜15℃であることが示されている。

参考情報としては，医薬品の残留溶媒ガイドライ

ン及び残留溶媒試験法記載例，日局生物薬品のウイルス安全性確保の基本要件，バイオテクノロジー応用医薬品／生物起源由来医薬品の製造に用いる細胞基材に対するマイコプラズマ否定試験，最終滅菌医薬品の無菌性保証，最終滅菌法および滅菌指標体，培地充てん試験法（プロセスシュミレーション），微生物殺菌法，非無菌医薬品の微生物学的品質特性，無菌医薬品製造区域の環境モニタリング法，製薬用水の品質管理等の最新の情報が示されている。

　参考情報は，医薬食品局長通知により日本薬局方を補足する重要情報として位置付けられているものであり，日本薬局方と一体として運用することにより，日本薬局方の質的向上や利用者の利便性の向上に資することができる。

　また，定期的試験／スキップ試験，工程内試験（In Process Test），パラメトリックリリース，純度試験における「別に規定する」の意味，試験方法に対するサンプリング法や判定基準の考え方等が示されている。参考情報や技術情報（JPTI）は，試験検査法の改良に利用することが望ましい。

(2)期待される結果

期待される結果とは，医薬品の品質を保証するために必要な内容を試験項目ごとに纏めた規格で，全ての医薬品に共通な項目として性状，確認試験，定量法，純度試験があります。また，原薬と製剤の剤形別に必要な項目が定められています。固形製剤では，水分，溶出性，製剤均一性（含量均一性試験，質量偏差試験）等があります。

(3)標準品の使用と保管

医薬品を理化学的または生物学的に試験するとき，一定の純度または一定の生物学的作用を有するように調製された物質を使用します。この物質を標準品といいます。標準品は，一次標準と二次標準があります。

試験検査で判定するときの基準になるものですから，定められた保管期限以内のものを使用し，また定められた条件で保管することが大切です。

標準品のロットを切替える場合は，ロット間の同等性を確認しておく必要があります。

(4)参考品や保存品のサンプリングと保管

市場に出荷した製品（以下「最終製品」という。）についての参考品を，製造したロットから代表するものを，定められた手順により，定められた数量をサンプリングし，また定められた条件で保管するこ

とが大切です。参考品は、表示された貯蔵条件を満足する状態で保管する必要があります。

出荷後に製品品質に問題がおこったときなどでは、問題となった製品の品質を同じロットの参考品の品質と比較調査することが重要になります。参考品を正しく保管しなければ、正しく判断できないことになります。

参考品は、最終製品だけでなく、原料および市場に出荷された製品の品質に影響を及ぼすと考えられる資材等のうち、品質を保証する手段として適切なものも参考品として保管する必要があります。なお、最終製品および原薬以外の保管すべきものについては、保健衛生上のリスクを考慮し、製造業者等が自ら決定し、保管条件、保管数量等を含め医薬品製品標準書等に記載しておくことになります。また、最終製品については、市場にある製品との同一性を確認するためのサンプルとして、保存品を保管することが求められています。ただし、保存品の包装形態および保存条件が参考品と同等の場合は、参考品と区別して保管する必要はありませんが、保存品としてはすべての包装単位が必要であることから、参考品として保管する代表包装単位以外については、市場への出荷の可否の決定に供される最終製品と同等の包装形態の包装資材を保管しなければなりません。

(5)試験検査を実施する場合の注意のポイント

1) 試験室内での飲食，喫煙，食品の保存はしないこと。

2) 試験中は，窓や扉を開放しないこと。

3) 試験を実施する場所は，そこで業務をしない人の通路として使われることが無いようにすること。

4) 定められた服装で作業すること。

5) 作業ミスなどで，試験室内が汚れた場合や，ガラス器具等の破損が生じた場合は，定められた手順に従い，直ちに除去すること。

6) 試験開始前に使用する試験台，試験器具，試験室の環境が清浄であることを確認し，記録すること。

7) 試験検査依頼書の内容を確認すること。

8) 試験検査の方法・手順を十分に理解してから作業すること。

9) 定められた方法と手順にしたがって試験検査を行うこと。

10) 直接に品質を測定する試験検査機器を使用する際には，添付されている定期点検校正票の次回点検校正期日を確認すること。

11) 器具に異常があれば正常なものに取替えること。

12) 検体，計器，試薬，試液の異常に気が付いたときや，操作を間違えたときには直ちに責任者へ報告し，指示を受け，結果を記録すること。

13) 目盛りの読み方，色調の観察や判定の仕方など，正しい操作方法を身につけること。

14) 試験操作の実施訓練として，同一の検体を用いて，日を変えて，異なる作業者の試験結果が同じとなることを確認すること。

15) 使用している検量線の妥当性を確認すること。

16) pH計の標準液に使用期限が明示してあるのを確かめること。

17) 天びんの水準器が適正な状態であることを確認してから使うこと。天びんの水準が狂っていると正しい値が得られません。天びんは装置が水平に設置されていることを条件として造られています。秤取した値が正しくなければ，正しい試験結果は得られません。作業を始める前に，水平を確かめてください。

18) パソコンを使うときには，入力ミスがないことを確かめること。

19) 測定した結果が数値として得られる試験項目では，「適」でなく実測値を記入すること。

20) 浮遊菌試験の記録には，作業中か，非作業か，作業中であれば何を生産していたのか，作業室内の人数は何人か，非作業のときには直前の清掃はいつ行ったか，最後の製造品目は何かなどの情報を記載し，記入した人の署名，日付を書き入れること。

21) 製品検査では内容物以外に包装，表示事項な

ども検査対象であるのを忘れないこと。

22) 定められた手順で定められた量の検体について試験すること。

　方法や手順を一存で変更するのは絶対に避けてください。問題があったときに原因調査が困難となるだけでなく、間違った結果を招く恐れがあるからです。ただし、サンプリングや試験検査方法に不備があったり、改良する箇所があれば、責任者へ遠慮せずに提案してください。

23) 試験検査した結果に逸脱があれば、直ぐに責任者へ連絡し、結果を記録すること。

　実測値が規格基準で定められた範囲を超えたときには直ぐに責任者へ連絡し、指示を受けてください。その記録を残してください。

24) 実測値が逸脱したと自分だけで判断して、一存で再試験しないこと。

　再試験する必要が明らかになってから着手することが大切です。逸脱した実測値が、実は本当に異常を示す正しい値であるかも知れません。「逸脱かな」と思えば、責任者へ知らせて指示を受けてください。

25) 定められた人へ結果を間違いなく、タイムリーに報告すること。

26) 試験者の衛生管理として、次のことに注意をする。

①試験室への入退室時は，手を洗う習慣を身につけること。

②必要に応じてホールピペットは自動ピペッターを使用すること。

次の第5節（安定性モニタリング）〜第12節（品質情報及び品質不良等の処理）までは，主に GMP 省令の該当する条項の内容を示します。

第5節　安定性モニタリング（第11条の2）

最終製品たる医薬品の製造業者等は，当該医薬品について，品質部門に，手順書等に基づき，次に掲げる安定性モニタリングに係る業務を計画的かつ適切に行わせなければならない。

一　品質リスクを特定し，評価を行った結果に基づいて，安定性モニタリングを行う医薬品を適切に選定し，必要量の検体を採取すること。

二　当該医薬品の規格のうち保存により影響を受けやすい項目及び当該規格に適合しない場合に当該医薬品の有効性又は安全性に影響を及ぼすと考えられる項目を，試験検査の項目として選定すること。

三　第一号の検体を保管し，前号の項目について，適切な間隔で試験検査を行うこと。

四　前号の試験検査の結果に基づき，当該医薬品の品質への影響を評価すること。

五　前各号の業務に係る記録を作成し，これを
　　　保管すること。
２　最終製品たる医薬品の製造業者等は，前項第
　四号の評価の結果から，当該医薬品の規格に適
　合しない場合又はそのおそれがある場合におい
　ては，当該医薬品に係る製造販売業者に対する
　速やかな連絡，医薬品の回収の判断に必要な情
　報の提供等，所要の措置をとるとともに，当該
　措置に係る記録を作成し，これを保管しなけれ
　ばならない。

第6節　製品品質の照査（第11条の3）

　製造業者等は，品質保証に係る業務を担当する
組織に，手順書等に基づき，次に掲げる業務を適
切に行わせなければならない。
　　一　製造工程並びに原料，資材及び製品の規格
　　　の妥当性を検証することを目的として，定期
　　　的又は随時に，製品品質の照査を行うこと。
　　二　前号の照査の結果を製造管理者に対して文
　　　書により報告すること。
２　製造業者等は，前項第一号の照査の結果に基
　づき，製造管理若しくは品質管理に関して改善
　を要する場合又はバリデーションを行うことを
　要する場合においては，所要の措置をとるとと
　もに，当該措置の記録を作成し，これを保管し
　なければならない。

第7節　原料等の供給者の管理（第11条の4）

> 　製造業者等は，品質保証に係る業務を担当する組織に，手順書等に基づき，次に掲げる業務を適切に行わせなければならない。
> 　一　原料等の品質の確保のために適切な規格を定めること。
> 　二　原料等の供給者について，適格性を評価した上で選定すること。
> 　三　原料等の製造管理及び品質管理が適切かつ円滑に行われているかどうかについて定期的に確認すること。
> 　四　前三号の業務に係る記録を作成し，これを保管すること。
> 2　製造業者等は，原料等のうち製品品質に影響を及ぼすものについて，当該原料等の製造管理および品質管理の方法に関してその供給者と文書により必要な取決めを締結しなければならない。ただし，当該取決めが，当該原料等を使用する製品に係る製造販売業者または法第十九条の二第一項の承認を受けた者と当該供給者との間において締結されている場合においては，この限りでない。

　製品品質に影響を及ぼす原料等について，その供給者を変更するときには，当該変更に関して適切な管理を要するほか，必要に応じて，変更後の供給者からの原料等を使用してバリデーションを行うことが求められます。

第8節　外部委託業者の管理（第11条の5）

　製造業者等が，試験検査その他の製造・品質関連業務の一部（他の事業者に行わせることにつき支障がないと認められるものに限る。）を外部委託業者に委託する場合においては，当該外部委託業者と文書により必要な取決めを締結しなければならない。

　ただし，当該取決めが，当該製造・品質関連業務が行われる製品に係る製造販売業者又は法第十九条の二第一項の承認を受けた者と当該外部委託業者との間において締結されている場合においては，この限りでない（次項第一号において同じ。）。

2　製造業者等は，あらかじめ指定した者に，手順書等に基づき，次に掲げる業務を適切に行わせなければならない。

一　外部委託業者との取決めの締結に際して，当該外部委託業者の適性及び能力について確認すること。

二　外部委託業者が当該委託に係る製造・品質関連業務を適正かつ円滑に行っているかどうかについて定期的に確認するとともに，必要に応じて改善を求めること。

三　前二号の業務に係る記録を作成し，これを保管すること。

一　製品品質への影響を再確認し，当該変更の目的が達成されていることを確認するための評価を行うこと。

二　製品品質又は承認事項に影響を及ぼす変更を行った場合においては，当該製品に係る製造販売業者及び法第十九条の二第一項の承認を受けた者に対して連絡すること。

三　前二号の業務に係る記録を作成し，これを保管すること。

＊変更管理の際の留意すべき事項について（参考情報）

変更の管理は GMP の重要な要素です。原料，資材若しくは製品の規格又は製造手順等について，あらかじめ指定した者に，手順書等に基づき，次の業務を行わせなければなりません。

(1)変更による製品品質及び承認事項への影響を評価し，その評価の結果から，当該変更が製品品質若しくは承認事項に影響を及ぼす場合又はそのおそれがある場合には，当該変更に係る製品の製造販売業者等に連絡し承認を受けること。

(2)上記の結果に基づき，QA 組織の承認を受けて変更を行うときは，関連する文書の改訂，職員の教育訓練その他所要の措置をとること。

(3)上記業務の実施状況を，QA 組織及び製造管理者に対して文書により報告し，これらの記録を作成し保管すること。

⑷変更を行った製造業者等の QA 組織は，手順書に基づき次の業務を行うこと。

1)製品品質への影響を再確認し，変更目的の達成を確認するための評価を行うこと。

2)製品品質又は承認事項に影響を及ぼす変更を計画する場合は，事前に製造販売業者等に報告し，承認を受ける等，一連の変更に係る記録を作成し保管すること。

⑸変更管理時の手順の整備を通して「不正の動機」を与えない。

　製品の品質に影響を与えるおそれのある全ての変更を評価するためには，変更管理体制の確立と，一部に大きなタスクが掛からない様に全体のタスクバランスを管理することが重要です。このため，起案計画段階で，変更管理に係る見直し対象項目をリスト化し，それらの評価と手順書改訂にかかるタスクを見積り，手抜きの発生が起こらない様にマネジメントレビュー等を通じての実施計画と実効性評価が必要です。

1)変更に係る見直し項目（品質・安定供給・安全衛生・DI）が必要

　原料，資材（製品の容器，被包およびラベルおよび添付文書であり，梱包材料は含まない），品質規格，包装様式と規格（意匠），分析法，設備，支援システム，装置，工程およびコンピュータソフトウエアおよびハード

119

ウェアに係る変更の確認, 記録書。

2)変更の提案は, 適切な部署が起案し, QA組織が確認し, 承認する手順が必要

3)適切な評価結果の確認および承認に関して文書の手順が必要

4)変更の性質およびその程度, ならびにこれらの変更が工程に与える影響により変更の重要度を分類する必要がある。

5)バリデーションを行った工程を変更する場合には, 科学的なリスク評価などの判断に基づき, 適切な追加の試験と変更に係るバリデーションを行う必要がある。

6)医薬品の製造販売承認に係る薬事的な手続きは製造販売業者が行う。

7)変更した条件で実生産を開始する場合には, その変更によって影響を受けるすべての文書が確実に改訂されるよう対策を講じると共に, 変更の前にあらかじめ関連する職員に教育訓練等を実施し, その内容が徹底される必要がある。

8)変更実施後, 変更の下で製造または試験を行った最初の複数ロットについて, 標準通りの生産・試験が出来, 「異状・不整合・抜け・誤記など」がないことを確認し報告する必要がある。

第11節　逸脱の管理（第15条）

　製造業者等は，製造手順等からの逸脱（以下単に「逸脱」という。）が生じた場合においては，あらかじめ指定した者に，手順書等に基づき，次に掲げる業務を適切に行わせなければならない。

　一　逸脱の内容を記録するとともに，逸脱したことによる影響を調査し，その結果について品質保証に係る業務を担当する組織に対して文書により報告し，確認を受けること。

　二　重大な逸脱が生じた場合においては，前号に定めるもののほか，次に掲げる業務を行うとともに，その内容について品質保証に係る業務を担当する組織に対して文書により報告し，確認を受けること。

　　イ　当該逸脱に関連する製品に係る製造販売業者に対して速やかに連絡すること。

　　ロ　当該逸脱の原因を究明すること。

　　ハ　所要の是正措置及び予防措置をとること。

　三　前二号の業務に係る記録を作成し，これを保管すること。

2　製造業者等は，品質保証に係る業務を担当する組織に，手順書等に基づき，前項第一号及び第二号により確認した記録を作成させ，保管させるとともに，製造管理者に対して文書により適切に報告させなければならない。

＊逸脱が発生した場合の対応事例について(参考事例)

(1)逸脱が発生した場合の対応

「逸脱」とは、「承認された指示又は設定された基準からの乖離」とされています。

次の逸脱処置を行います。

1)検体採取操作中や、試験検査操作中等の間に逸脱発生を認めた場合、記録してその内容をQA組織に直ちに連絡する。QA組織は必要な措置方法を検索し、検体採取担当者及び試験検査担当者に指示する。

2)検体採取担当者及び試験検査担当者は指示に従って措置し、「特記事項の欄」に記録する。

3)原因が明らかになった事項、是正措置、予防措置を行った事項について教育訓練を行う。

(2)OOS(out-of-specification)が発生した場合の対応

規格外試験検査結果は、QC組織において試験成績上で規格外を発見したとき、又は、試験検査中に不適の疑い(データ及びチャートなどから規格外の疑い)を発見したときから規格外試験検査として、手順書に従って下記の原因調査・是正措置を行います。

1)OOSを発見した場合、手順書に従い責任者やQA組織に連絡し、原因調査の指示を受ける。

①試験検査エラーが特定できた場合、QA組織が製造管理者に報告する共に是正措置を指示し、所要の措置を行う。

②試験検査エラーがない場合，拡大調査として，原材料，製造作業等についての逸脱調査を行う（手順に基づき製造販売業者等への報告も必要）。

2) 1)の記録は，手順書に基づき記録する。また，これをSOP等の操作手順書の記録書の「特記事項の欄」に別紙No.として記録する。

3) 各手順段階で原因が明らかになった事項，是正措置，予防措置行った事項について教育訓練を行う。

第12節　品質情報及び品質不良等の処理（第16条）

製造業者等は，製品に係る品質等に関する情報（以下「品質情報」という。）を得たときは，あらかじめ指定した者に，手順書等に基づき，次に掲げる業務を行わせなければならない。

一　当該品質情報の内容を記載した記録を作成し，これを保管すること。

二　当該品質情報に係る事項がその製造所に起因するものでないことが明らかな場合を除き，その原因を究明し，製造・品質関連業務に関し改善が必要な場合においては，所要の是正措置および予防措置をとること。

三　前号の原因究明の結果並びに是正措置及び予防措置の記録を作成し，これを保管すると

ともに，品質保証に係る業務を担当する組織
　　に対して文書により速やかに報告し，確認を受
　　けること。
　四　前号の報告及び確認の記録を作成し，これ
　　を保管すること。
2　製造業者等は，前項第三号の確認により品質
　不良又はそのおそれが判明した場合には，品質
　保証に係る業務を担当する組織に，手順書等に
　基づき，当該事項を製造管理者に対して文書に
　より報告させなければならない。また，当該品
　質情報に関連する製品に係る製造販売業者に対
　する速やかな連絡，医薬品の回収の判断に必要
　な情報の提供等，所要の措置をとるとともに，
　当該措置に係る記録を作成し，これを保管しな
　ければならない。

情報提供者への回答と改善による信用回復

　出荷されてから，製品中に異物が発見されたり，
製品に破損があったり，内容物が通常と違っている
場合には苦情が寄せられます。このような苦情に対
して製造業者は，製剤設計の誤りによるものか，製
造工程に起因するものか，流通過程によるものかな
どの原因を究明するため，必要に応じて製造記録，
試験記録の点検・確認，保存サンプルの試験を行い，
適切な措置をとる一方，製造販売業者を通じて，情
報提供者に回答しなければなりません。

この苦情は，製造工程の改善・改良につながることがあり，貴重な情報源となります。

　苦情の内容によって，健康に被害が及ぶおそれのあると考えられる品質の異常の場合は，製品の回収を行わなくてはなりません。病院や薬局等から製品を回収するのは，莫大な労力と費用がかかるだけでなく，社会的信用も損なうことになります。

　このような状況の発生を防止するため，作業の準備段階，製造作業中，作業の終了時，更には配送等各工程の隅々まで注意・監視を怠らないよう心がけ，さらに正しい手順で製造管理，品質管理を行わなければなりません。

　医薬品は，人の健康と生命に関与するものであり，その製造に係る人は，標準作業手順書を遵守し，細心の注意と誇りを持って生産にあたって欲しいものです。

MEMO

第7章 バリデーション

　バリデーションについて，GMP省令第13条に次のように定められています。

　製造業者等は，あらかじめ指定した者に，手順書等に基づき，次に掲げる業務を行わせなければならない。
　一　次に掲げる場合においてバリデーションを行うこと。
　　イ　当該製造所において新たに医薬品の製造を開始する場合
　　ロ　製造手順等について製品品質に大きな影響を及ぼす変更がある場合
　　ハ　その他製品の製造管理及び品質管理を適切に行うために必要と認められる場合
　二　バリデーションの計画及び結果を，品質保証に係る業務を担当する組織に対して文書により報告すること。
2　製造業者等は，前項第一号のバリデーションの結果に基づき，製造管理または品質管理に関し改善が必要な場合においては，所要の措置をとるとともに，当該措置の記録を作成し，これを保管しなければならない。

バリデーション概念が GMP に取入れられたきっかけになったのは，1970 年代に米国で大容量注射剤（最終滅菌法で製造）による死亡事故の発生です。

　この原因は，最終滅菌工程の後に製品を冷却するための水が菌汚染しており，この水が製品冷却中に容器のキャップとゴム栓との隙間を通って薬液内に侵入し，菌汚染を招いたためです。この製品は，出荷前の無菌試験（抜取り検査）には適合していました。

　この事件を契機に FDA は，「最終製品の出荷試験は抜取り試験である。一部のサンプルで品質を保証するためには，製造工程が管理され，製造された製品の品質は一定であるという前提があって成立する。重要工程の製造方法と管理方法が妥当であるとの検証がまずなされるべきである」として，製造工程の査察に力点を置くようになりました。

　そして 1976 年の cGMP 改正時にはバリデーションの概念を確立し，1987 年にプロセスバリデーションのガイドラインが発行されました。

　日本でも米国の動きを受け，1996 年 4 月にはバリデーション基準が許可要件になりました。

　しかし，GMP に「製品ライフサイクル全域にわたりリスクを抽出し，改善を継続すること，そのために知識や情報を蓄積・継承すること」という，ICH Q8・Q9・Q10（いわゆる ICH Q トリオ）の考え方が取入れられ，PIC/S GMP Annex15（適格性

評価とバリデーション）もこの考え方を導入していることから，バリデーション基準も2013年に改訂され，製品ライフサイクル全域を通しての継続的工程検証，製品品質の照査結果とバリデーション活動の関連，品質リスクに基づき実施することが組込まれました。

　この結果，バリデーションの目的は次のように改訂されました。

　「バリデーションとは，製造所の構造設備ならびに手順，工程その他の製造管理及び品質管理の方法が期待される結果を与えることを検証し，これを文書とすることをいい，当該構造設備，手順，工程等が適切であり，求められる品質の製品が恒常的に得られる旨を実証することを目的として行うものであること。」

　製品ライフサイクルの出発点である「開発段階」では，まず製品プロファイルの設定→次に品質特性の抽出→リスク評価（影響因子の評価→管理戦略の構築（工程管理，規格試験の確定）が行われ，その妥当性が適格性評価とプロセスバリデーションで検証されます。
　商業生産に入ってからは，製品品質照査の結果などの知識の蓄積を行い，その結果を踏まえて変更時のバリデーションや再バリデーションを計画するこ

とが要請されます。

　ちなみに，PIC/S GMP Annex15 の一般的事項欄
では，「医薬品のライフサイクルを通じて品質リス
クマネジメントのアプローチを適用すること。クオ
リフィケーションおよびバリデーションの適用範囲
と程度についての決定は，品質リスクマネジメント
システムの一部として，妥当性を示し，文書化された
施設，設備，ユーティリティおよび工程のリスク評価
に基づいて行わなければならない。」とあります。

　医薬品の品質に影響を及ぼす変動要因（原料，資
材の特性や設備機器類の操作条件，製造方法，手順
等）と製品品質との関係を参考までに特性要因図と
して図1に示します。

　バリデーションの対象となる，製品品質に影響す
る可能性のある工程ですが，表1の工程がバリデー
ションの対象工程例として挙げられています。

　しかし，表1に記載された重要工程はあくまでも
事例であって，これに拘束されてはいけません。

　例えば，打錠時に大容量缶から排出される製錠顆
粒は偏析を起こす可能性があります。顆粒の偏析を
ミニマムにするために実施する整粒（粉砕）作業は，
溶出性，含量均一性を恒常的に保証するために極め
て重要な工程になり得ます。しかし表1に整粒（粉砕）
工程の記載はありません。

図1 医薬品品質の特性要因図

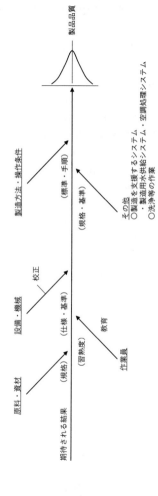

製品品質

期待される結果

原料・資材 （規格）

設備・機械 （仕様・基準）

製造方法・操作条件 （標準・手順）

（習熟度） 作業員

校正

教育

（規格・基準）

その他
○製造を支援するシステム
○製造用水供給システム・空調処理システム
○洗浄等の作業

131

また，造粒工程の品質特性に含量均一性が挙げられていますが，造粒工程で含量均一性を評価するのは困難です。整粒後か滑沢剤混合後に確認するのが一般的です。

　打錠経過とともに供給フィーダー内で滑沢剤の過攪拌がおきます。これが溶出性に影響します。

　供給フィーダーの攪拌羽根回転数のみでなく，粉末供給部内の粉末量や羽根形状も溶出性に影響します。

　要するに，バリデーションの対象は，製剤開発段階での知見，工業化研究の結果，過去の製造経験などをもとに決定する必要があります。

表1　製品品質に影響を及ぼし得る製造工程の例

剤形／品質特性		無菌性	含量均一性	溶出性	純度及び結晶性
無菌製剤	最終滅菌製剤	滅菌工程	溶解工程 混合・溶解工程 充填工程		
無菌製剤	無菌操作製剤	無菌操作工程 ろ過滅菌工程 無菌充填工程 凍結乾燥工程	溶解工程 混合・溶解工程 充填工程		
固形製剤			混合工程 造粒工程 打錠工程 充填工程	打錠工程 造粒工程	
液剤			溶解工程 混合・溶解工程 充填工程		
軟膏剤 坐剤 パップ剤			練合工程 充填工程 展延工程		
原薬					最終精製工程
無菌原薬		滅菌工程 無菌操作工程			最終精製工程

バリデーション指針には，適格性評価とプロセスバリデーションなどが規定されています。

以下，図2にバリデーションのフロー図を示します。

図2　バリデーションのフロー図

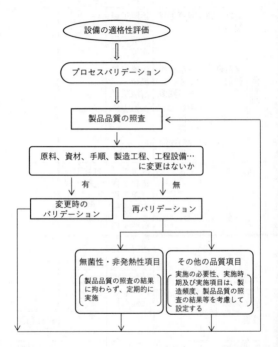

⑴適格性評価

新たに据え付け又は変更する設備，装置又はシステムについて，個別に又は適宜組み合わせて適格性評価を評価し，文書とする。

原則，各段階の適格性評価が終了した後に，次の段階の適格性評価を実施します。

また，2）〜4）については，適切に校正された計測器を使用します。

1)設計時適格性評価（DQ）

新たに据え付け又は変更しようとする設備，装置又はシステムの設計が目的とする用途に適しているかを確認し，文書化する。

2)据付時適格性評価（IQ）

新たに据え付け又は変更した設備，装置又はシステムが，適確性が確認された設計，製造業者等の要求に見合う旨，確認し，文書とする。

3)運転時適格性評価（OQ）

新たに据え付け又は変更した設備，装置又はシステムが予期した運転範囲で意図するように作動する旨を確認し，文書とする。

4)性能適格性評価（PQ）

新たに据え付け又は変更した設備，装置又はシステムが良好な再現性を保って効果的に機能する旨を確認し，文書とすることにより，医薬品に係る製品にあっては医薬品製品標準書に，医薬部外品に係る製品にあっては，医薬部外品製

135

品標準書に定められている製造方法，規格及び試験検査の方法等に従って製品が製造されることを保証する。

さて，バリデーション指針では，DQ を「目的とする用途に適していることを確認」する行為とあるにも係らず，具体的に「目的とする用途」を記載した文書について言及していません。

PIC/S GMP では，具体的に DQ に先立って設備，施設，ユーティリティあるいはシステムの規格をユーザー要求仕様書（URS）や機能規格の中に規定することを求めています。

つまり，URS の作成が適格性評価の出発点となり，DQ とは URS ならびに GMP の要件に適合していることを確認し，承認することです。

PIC/S GMP では，URS 作成によって品質の必須要素が明確となり，GMP 管理上のリスクも低減される可能性があります。URS はバリデーションのライフサイクルを通じて参照すべきものであると記載されています。

デザインが適格であるとは，単に法規等への適合性だけではなく，ユーザーの要求への適合性も確認項目としてあるわけで，設備，機器，システムなどは，ユーザーの要求にしたがって設計されるべきです。

URS はエンジニアリング会社やゼネラルコントラ

クター（ゼネコン）が見積り作業を行うために必要な情報を正確に伝えるとともに，発注後の設計・施工から完成・引渡しまでの一連作業を効率的に進めることも大きな目的の1つです。さらには，その過程で発生する可能性のある追加・変更に伴う追加コストを抑えることも目的の1つです。

(2)プロセスバリデーション（PV）

工業化研究の結果，既存の類似製品の製造実績等に基づく製品品質への影響要因（例えば，原料等の物性，操作条件等）を考慮して設定した許容条件の下で工程が稼働し，求められる品質の製品が恒常的に得られる妥当な工程である旨を検証し，文書とする。

PV には，予測的バリデーションとコンカレントバリデーションがある。

プロセスバリデーションの実施に当たっては，少なくとも以下の点を考慮する必要があります。

1)プロセスバリデーションの開始前に，バリデーションに用いる設備，システムまたは装置の適格性評価が適切に完了していることを確認する。

2)プロセスバリデーションの開始前に，バリデーションの評価に用いる試験方法の妥当性を評価する。

3)検証の方法は，原則，実生産規模での製造スケールとし，3ロットの繰返しまたはそれと同等以上の手法とする。

4)通常，製造所からの製品の出荷の可否を決定する前に完了する。

①予測的バリデーション

製品の商業生産を開始しようとするときに行うプロセスバリデーション。予測的バリデーションで製造した製品（本来は商業生産品でないもの）を製造所から出荷する場合には，そのバリデーションの結果から当該工程が妥当なものである旨が検証されていることに加えて，GMP省令に規定する要求事項等（承認医薬品及び承認医薬部外品に係る製品にあっては，その承認事項に従っていることを含む。）に適合している必要があるものであること。

②コンカレントバリデーション

製品の商業生産と並行して行う例外的なプロセスバリデーション。医療上重要な医薬品に係る製品について，限られた数のロットのみ製造する又は製造頻度が非常に少ない場合，既にバリデーションが行われている工程を改良する場合等に行う。

(3)洗浄バリデーション

製造設備の洗浄作業が，その製造設備で取り扱った製品等の成分残留，その洗浄作業に用いた洗浄剤等の除去について，期待される結果を与えること検証し，文書とする。製品等の成分残留等の限度値に

138

ついては，その製造設備の材質，当該成分の薬理学的・毒性学的評価等の科学的な根拠に基づく設定が求められる。また，洗浄バリデーションで用いる試験方法については，当該成分残量等を適切に検出し当該成分残量等を適切に検出し又は定量することができる十分な感度及び特異性が求められる。

⑷再バリデーション

設備，装置若しくはシステム，製造工程，洗浄作業又は試験検査の方法が，据付時に検証され，管理された状態を維持している旨を再確認するため，定期的に適格性評価，プロセスバリデーション又は洗浄バリデーションを行う。再バリデーションを行う必要性，時期（タイミング）及び項目については，その設備，装置若しくはシステム，製造工程，洗浄作業又は試験検査に係る製品の製造頻度のほか，医薬品に係る製品にあっては GMP 省令第 11 条の 2 第 1 項第 4 号及び第 21 条の 2 第 1 項第 4 号の規定による安定性モニタリングの評価，同令第 11 条の 3 第 1 項第 1 号の規定による製品品質 の照査等の結果を踏まえ，製造業者等が定めるものであること。なお，例えば，無菌性保証のための培地充填試験のように，製品品質に大きな影響を及ぼす設備，装置若しくはシステム，製造工程，洗浄作業又は試験検査の方法について検証する再バリデーションは，製品品質の照査等の結果によらず，定期的に行うことが求められる。

⑸変更時のバリデーション

　設備，装置若しくはシステム，製造工程（使用する原料等を含む。），洗浄作業（作業に用いる洗浄剤，器具等を含む。）又は試験検査の方法について，製品品質（繰返し製造時の再現性を含む。）に大きな影響を及ぼす変更がある場合（GMP省令第13条第1項第1号ロ及び第41条第1項第1号ロの場合）において，同令第14条又は第42条に規定する変更の管理の一環として，あらためて適格性評価，プロセスバリデーション又は洗浄バリデーションを行う。変更時のバリデーションを行う範囲については，その変更が製品品質に及ぼす影響の内容等を踏まえ，製造業者等が定めるものであり，例えば次に掲げる変更が考えられるが，これらの変更のみに限定されるものではない。

　1) 製剤製造の場合

　　①湿式造粒⇔乾式造粒の変更

　　②撹拌造粒⇔流動層造粒の変更

　　③徐放性製剤における機能性添加剤の変更

　2) 原薬製造の場合

　　①合成経路の変更（出発物質，最終中間体以降の工程等の変更）

　　②圧縮ろ過器⇔遠心分離機の変更

　　③不純物プロファイルに影響を及ぼす製造方法の変更

140

3) 無菌医薬品及び無菌医薬部外品に係る製造の場合
　無菌性保証に影響を及ぼす滅菌方法等の変更
　①酸化エチレンガス滅菌，高圧蒸気滅菌，乾熱
　　滅菌，放射線滅菌等の滅菌方法の変更
　②ろ過滅菌法から最終滅菌法の変更
　③バイオバーデンに基づく最終滅菌法からオー
　　バーキル法への変更
　④粉末注射剤⇔凍結乾燥注射剤の変更
　⑤無菌性保証に影響を及ぼす容器栓装置又はシ
　　ステムの変更（例えば，アンプル容器からバ
　　イアル容器（ゴム栓）への変更等。）

　以上がバリデーション指針に記載されている適格
性評価とバリデーションの種類ですが，それ以外に
も，バリデーションの対象になるものがあります。
　バリデーション指針には包装のバリデーションに
関する記述はありません。

　しかし PIC/S GMP Annex15 には包装のバリデー
ション（適格性評価）の記載があります。
　「一次包装の変動は，包装の完全性と機能に大き
く影響する可能性があり，最終製品及びバルク製品
の一次及び二次包装用機器は適格性評価の対象とす
ること」
　また，日本薬局方　製剤通則　製剤包装の原則に
も以下の包装適格性についての記述があります。

「製剤の包装は，有効期間にわたって規定される製剤の品質規格を保証できるよう，その適格性を開発段階で十分に検討することが重要。製剤特性に応じた包装適格性の検討結果に基づき，最終製品の規格，試験方法，工程内試験，包装資材の評価等，品質を適切に管理するための項目を設定する。」

医薬品包装への要求特性としては，以下のことが考えられるので，リスクマネジメントの一環として包装の適格性を実施すべきです。

1) バリア性能（防湿性，遮光性，防油性，ガスバリア性等）
2) 適正材質（溶出しない，有効成分を吸着しない，透明性等）
3) 断熱性（外気温の影響緩和）
4) 商品性（ユニットドーズ性，携帯性，廃棄性，保管性等）
5) 識別性（誤用防止，改ざん痕跡が残る等）
6) 報伝達（副作用情報，用法用量等）

その他，PIC/S GMP Annex15には輸送のベリフィケーションも要請しています。

(6)輸送のベリフィケーション

GMP準拠で製造された医薬品であっても，市場での保管温/湿度が定められた貯法を逸脱していれば，使用時の医薬品含量が規格（90 ～ 110%）を外

れる可能性があり，出荷後の保管・流通も品質リスクマネジメントの対象になります。

温度管理の必要な生物製剤やワクチン類などが増大し，流通過程での厳格な温度管理の必要性が出てきたこと，あるいはビジネスの地理的拡大（医薬品の輸出入，外国での製造など）で輸送距離が延びたことが背景にあります。

輸送環境は，天候，道路の凹凸，輸送速度などの影響で毎回変わります。このため輸送が製品品質に及ぼす影響については，最終的には実地の輸送データを蓄積し，分析する必要があります。オンゴーイングモニタリング（ベリフィケーション）が必要になります。

「バリデーション」と「ベリフィケーション」は，ともに「検証」とか「確認」と訳されていますが，「バリデーション」は構造設備と手順，工程，他の製造手順等が期待される結果を与えることの検証（再現性の推定）であり，「ベリフィケーション」は手順書，記録，計画書，報告書等から，製造手順等が期待される結果を与えたことの確認（妥当性の実証）であり，輸送の場合は結果の妥当性を確認することになります。

(7)コンピュータ化システム

厚労省の「コンピュータ使用医薬品等製造所適正管理ガイドライン」に実施要項が記載されています。

143

このガイドラインの対象となるシステムで，電磁的記録・電子署名を使用し，資料および原資料を提出または保存するコンピュータ化システムの場合，併せて「医薬品等の承認または許可等に係る申請等における電磁的記録及び電子署名の利用について（ERES 指針）」などの要件を備える必要があります。

(8)**分析法バリデーション**

　分析法バリデーションは，原則として ICH Q2 ガイドラインに準じて実施します。

　なお，ICH Q2 ガイドラインには「分析機器のバリデーション」は記載されていませんので，別途，適格性を評価する必要があります。

DQ：試験機器が分析の目的を達成できることを確認

IＱ：仕様書通りの装置が納品され，適切な環境に据付けられたことを確認

OQ：分析機器が仕様書通りの性能を有していることを確認

PＱ：分析機器が分析の目的通りの性能を発揮して測定できることを確認

第8章　その他の留意すべき項目

その他 GMP 省令に規定されている第1節（回収等の処理）～第5節（製造販売業者との取決めに関する事項）までは，主に GMP 省令の該当する条項の内容を示します。

第1節　回収等の処理（第17条）

製造業者等は，回収された製品を保管する場合においては，あらかじめ指定した者に，手順書等に基づき，次に掲げる業務を行わせなければならない。
一　回収された製品を区分して一定期間保管した後，適切に処理すること。
二　回収された製品の内容を記載した保管及び処理の記録を作成し，これを保管するとともに，品質保証に係る業務を担当する組織及び製造管理者に対して文書により報告すること。
2　使用又は出荷に不適とされた原料，資材及び製品の保管及び処理については，前項の規定を準用する。

第2節　自己点検（第18条）

製造業者等は，あらかじめ指定した者に，手順書等に基づき，次に掲げる業務を行わせなければならない。

一　製造・品質関連業務について定期的に自己
　　　点検を行うこと。
　　二　自己点検の結果を品質保証に係る業務を担
　　　当する組織及び製造管理者に対し文書により
　　　報告すること。
　　三　自己点検の結果の記録を作成し，これを保
　　　管すること。
　2　製造業者等は，前項第一号の自己点検の結果
　　に基づき，製造・品質関連業務に関し改善が必
　　要な場合においては，所要の措置をとるととも
　　に，当該措置の記録を作成し，これを保管する
　　こと。

第3節 教育訓練（第19条）

　　製造業者等は，あらかじめ指定した者に，手順書
　等に基づき，次に掲げる業務を行わせなければなら
　ない。
　　一　製造・品質関連業務に従事する職員に対し
　　　て，製造管理及び品質管理に関する必要な教
　　　育訓練を計画的に実施すること。
　　二　教育訓練の実施状況を，品質保証に係る業
　　　務を担当する組織及び製造管理者に対して文
　　　書により報告すること。
　　三　教育訓練の実施の記録を作成し，これを保
　　　管すること。
　　四　教育訓練の実効性を定期的に評価し，必要
　　　に応じて改善を図るとともに，その記録を作
　　　成し，これを保管すること。

*教育訓練について（参考情報）

教育訓練は，計画・実施・評価（成果）の確認のみでなく，結果を記録して，次の実施へ継続することが大切です。「GMP 手帖」は，何時でも何処でもまた作業の合間にでも仕事仲間と読み合わせ，

以下に教育訓練の様式を示します。

様式 A　グループ（班）別　教育訓練記録

責任者が実施内容を記録し，実施結果についてコメントを記入します。

教育訓練を受けた各人が自分の氏名を記入します。

教育訓練記録書		報告年月日	年　　月　　日
所属部課グループ名		実施年月日	年　　月　　日
受講者名		実施時刻	
教育訓練を行った者の氏名	○○○○（資格）	教育訓練の教材	GMP 手帖等
教育訓練の内容			

教育訓練の方法
□朝礼で読み合わせ　□作業合間に読み合わせ　□集合教育で実施 □ペーパーテスト □その他（　　　　　　　　　　　　　　　　　　　　　）

教育訓練の実効性
評価方法　□テスト　□自己申告 評価基準*： 再教育の要否：□要　□否

教育訓練担当者（資格：　　　）のコメント	検印欄	
	○○責任者	○○責任者

148

あるいは集合教育などで使用し，GMP の理解を深めるとともに薬機法の理解に役立ちます。正しい作業の自覚が，「定められた品質」を定常的に生みだすのです。

*手順書に基づく判定

様式 B　個人別　教育訓練記録

　個人の教育履歴がわかるようにすることが重要とされています。

_____ 年度　教育訓練記録

記録書 No.

氏　名							
資格等							
受　講 年月日	教育 分類	講座名および講座概要	受講場所 及び時間	講師等 名	確認者 （資格）	評価等	
						☐テスト ☐自己評価	
教育訓練責任者講評							
教育訓練責任者名 _____					講評記録年月日		

第4節　文書および記録の管理（第20条）

　製造業者等は，この章に規定する文書及び記録について，あらかじめ指定した者に，手順書等に基づき，次に掲げる業務を行わせなければならない。

一　文書を作成し，又は改訂する場合においては，承認，配付，保管等を行うこと。

二　手順書等を作成し，又は改訂するときは，当該手順書等にその日付を記載するとともに，それ以前の改訂に係る履歴を保管すること。

三　この章に規定する文書及び記録を，作成の日（手順書等については使用しなくなった日）から五年間（ただし，当該記録等に係る製品の有効期間に一年を加算した期間が五年より長い場合においては，教育訓練に係る記録を除き，その有効期間に一年を加算した期間）保管すること。

2　製造業者等は，手順書等及びこの章に規定する記録について，あらかじめ指定した者に，第八条第二項に規定する文書に基づき，次に掲げる業務を行わせなければならない。

一　作成及び保管すべき手順書等並びに記録に欠落がないよう，継続的に管理すること。

二　作成された手順書等及び記録が正確な内容であるよう，継続的に管理すること。

三　他の手順書等及び記録の内容との不整合がないよう，継続的に管理すること。

四　手順書等若しくは記録に欠落があった場合
　　又はその内容に不正確若しくは不整合な点が
　　判明した場合においては，その原因を究明し，
　　所要の是正措置及び予防措置をとること。
五　その他手順書等及び記録の信頼性を確保す
　　るために必要な業務
六　前各号の業務に係る記録を作成し，これを
　　保管すること。

＊データインテグリティと ALCOA（＋）について
（参考情報）

　すべてのデータが，データのライフサイクル（生
データを含むデータの生成から記録，処理，使用，
データの保存，アーカイブ／復元，破棄までのデー
タのあらゆる局面）全体にわたって完全で，一貫性
があり，正確であり，信用性と信頼性を有している
こと。

　これを，データインテグリティ（DI）といいます。

　データは，ALCOA（ALCOA ＋）の原則に準拠
している必要があること。

(1) ALCOA の原則

ALCOA の原則	解説
A (Attributable) 帰属性	・記録した作業を何時，誰が行ったのかを特定できる。 →教育訓練を受け認定された従業員によって行われたことの証明になる。 ・紙へのデータ記入：日付，署名（又はイニシャル），印鑑 ・コンピュータ化システムへのデータ入力：ログイン ID
L (Legible) 見読性	・紙や画面のデータや記録が判読でき，出力して理解できる。 つまり，全てのデータや記録は，何時でも読めなければならない。 ・変更が適切に行われ，それが監査証跡(audit trail)*1 でランニングできること。
C (Contemporaneous) 同時性	・データや記録（行為，出来事，判断を含む）をリアルタイムで記入や入力する。 ・ワン操作ワンチェック。つまり，データや記録が正確な証拠・根拠として採用できるということ。
O (Original) 原本性	・原本（オリジナルレコード・生データ）*2 や原本の真正なコピー（true copy)*3 やメモなどを生データ（静的データ)*4 として保管，保存する。原本性が（動的データ)*5 保持されていることを監査証跡で照査する。
A (Accurate) 正確性	・データや記録が正しく，真実であり，有効であり，信用できること。 適格性評価，バリデーション，逸脱管理（CAPA を含む）でこれを保証する。 ・紙・電子記録とも正確なデータを得るには適切な手順，工程，システムと管理が必要。それらにより品質管理システムが構成される。

*1 監査証跡（audit trail）：電子記録の生成，修正，削除に関する経過の再現を可能にする安全なコンピュータで生成さ

152

れた，タイムスタンプのついた電子記録を意味する。

監査証跡は，記録の"誰が，何を，いつ，なぜ"の年代記で，操作内容やその結果行われる処理，データの移り変わりなどが時系列に沿って記録された情報です。つまり，時系列に沿って記録されているデータです。

例えば，HPLC（高速液体クロマトグラフィー）の監査証跡は，ユーザー名，実行の日時，演算パラメータ，再処理の詳細を含む。

*2 原本（オリジナルレコード・生データ）：最初に生成されたファイルフォーマット（紙または電子データ）で保持されるオリジナルレコードや文書または真正なコピー。

記録の完全性（正確さ，完全性，内容，意味）が保たれているもの。

生データは，恒久的な方法で即座に，かつ正確に記録すること。

簡単な電子機器やデータを保持せずにプリンターに出力するだけの装置（例えば，天秤等）は，プリントアウトしたものが生データ。

*3 真正なコピー（true copy）：オリジナルレコードと全く同じであることが証明されたコピー。

*4 静的データ（Static Data）：紙やPDF等の固定的な記録。

例えば，紙に印刷されたクロマトグラフィの記録は，静的データであり，もはや再解析出来ない。又，ベースラインや隠れているフィールド等への詳細な閲覧も出来ない。

紙に印刷されたもしくはPCのイメージを印刷したような改変が容易でないデータを指す。

*5 動的データ（Dynamic）：ユーザーや閲覧者がやり取りできる電子記録等。

例えば，再解析や隠れているフィールド等への詳細な閲覧や確認が出来る。静的に対して，使用者が記録の内容を（PCを用いて）やり取りができる記録様式を指す。

（例えば，HPLCの分析クロマトの記録のようにピークを大きくまたは小さく表示を変更できるようなデータを指す）

⑵ ALCOA（＋）の原則

ALCOA(+)の原則	解説
C (Complete) 完全性	・データや記録が全部揃っていること。揃っていれば，例えば，クロマトグラムなら再解析や再利用して再現できる（メタデータ）[6]。ただし，完全さの程度は，情報の重大性による。
C (Consistent) 整合性・一貫性	・データや記録との内容に矛盾がないこと。 ・紙や画面が判読でき，出力して理解できること。 ・変更が適切に行われ，それが監査証跡でランニングできること。 ・コンピュータ化システムを更新し，古いシステムから新しいシステムにデータを移行した場合，移行前後でデータが同一であること。
E (Enduring) 普遍性	永続的。無くならないとか，消えないとか，燃えないとか，そのために倉庫，金庫やファイルストレージなどに確実に保管・保存する。つまり，データや記録の（アーカイブ）[7]を取ること。 データや記録が必要とされる期間中これを確実に保管すること。
A (Available) 利用可能性	・データや記録のレビューを必要とするレビュアーが，必要なときに利用できること。 査察等や必要時にアーカイブしたデータや記録を取出し再現できること。

[6] メタデータ：データ自身の属性（付帯情報）を示すデータであり，データの背景や意味を示す。メタデータから，そのデータの構造やデータ間の相互関係等の特性を知ることができる。「データのためのデータ」

[7] アーカイブ：データや記録について，変更や削除の可能性から保護し，独立した管理担当者の管理下で必要な保存期間を通じてデータや記録を保存すること。あるいは保存のための処理。

154

第5節　製造販売者との取決めに関する事項

　委託された医薬品の製造にあたり，製造所におけ
る製造管理・品質管理の適切かつ円滑な実施を確保
するために製造販売業者と GQP 第7条（製造業者
等との取決め）に基づく取決めを行うことが必要な
事項となります。

1　医薬品の製造の形態

　医薬品製造の委託を行う場合，製造販売業者と製
造業者との関係は図1のようになります。

2　製造販売業者および製造業者の主業務

　医薬品等は，製造販売業者と製造業者との間で工
程の製造方法や品質を約束し，薬機法，特に GMP
を遵守して製造された後，製造販売業者の全面的な
責任の下で市場へ出荷されます。

　製造販売業者および製造業者双方は製造管理およ
び品質管理が適正に行われるよう表2「製造販売業
者および製造業者等の取決め事項」（GQP 省令第7
条「製造業者との取決め」）に示す内容を適正に実
施することが要求されています。

　製造業者は，医薬品の製造工程における製造管理
および品質管理の適切な実施を確保するため，表2
の事項を定め，これらの事項を医薬品製品標準書，
「製造工程，製造設備，原料，資材および製品の管
理に関する手順書」，「構造設備および職員の衛生管

図1 製造販売業者と製造業者との関係

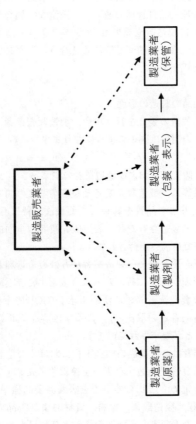

(注： ←‐‐‐► 取決め、 ──► 物の流れ)
（「他の試験検査機関の利用は製造業者からの委託業務であり、検体の移動は製造業者と試験検査機関の間で行う」）

理に関する手順書」,「試験検査設備および検体の管
理その他適切な試験検査の実施に必要な手順書」お
よびその他手順書に記載しなければなりません。

表2　製造業者との取決め事項

GQP 省令 第7条一号	当該製造業者等における製造及びその他の製造に関係する業務（以下この条件において「製造業務」という。）の範囲並びに当該製造業務に係る製造管理及び品質管理並びに出荷に関する手順
GQP 省令 第7条二号	製造方法，試験検査方法等に関する技術的条件
GQP 省令 第7条三号	当該製造業務が適正かつ円滑な製造管理及び品質管理の下で行われていることについての製造販売業者による定期的な確認
GQP 省令 第7条四号	当該製品の運搬及び受渡し時における品質管理の方法
GQP 省令 第7条五号	製造方法，試験検査方法等についての変更が当該製品の品質に影響を及ぼすと思われる場合の製造販売業者に対しての事前連絡の方法及び責任者
GQP 省令 第7条六号	当該製品について得た情報のうち次に掲げるものについての製造販売業者に対する速やかな連絡の方法及び責任者 イ　当該製品に係る製造，輸入又は販売の中止，回収，廃棄その他保健衛生上の危害の発生又は拡大を防止するために講ぜられた措置に関する情報 ロ　その他当該製品の品質等に関する情報
GQP 省令 第7条七号	その他必要な事項

3　製造販売業者への連絡体制

(1)安定性モニタリング

当該医薬品の規格に適合しない又はそのおそれ
がある場合は，製造販売業者に速やかな連絡が
必要

(2)逸脱の管理

当該逸脱により「製品品質に影響を及ぼす又は
そのおそれがある場合」，「承認事項に従ってい
ない事が判明した場合，又はそのおそれがある場
合」等は，製造販売業者に速やかな連絡が必要

(3)品質情報等の処理等

品質不良等，又はそのおそれが判明した場合に
は，製造販売業者への速やかな連絡が必要

(4)変更の管理

製品品質若しくは承認事項に影響を及ぼすおそ
れのある変更を行う場合等は，事前に製造販売
業者の承認を受けた上で実施すること

第Ⅱ部
― GMP の国際整合性について ―

第1章　医薬品品質システムについて

　医薬品は，服用者の生命に直接関るため厳しい品質管理が求められ，しかもその要求が年々高度化しています。そのため，医薬品の開発・品質管理に科学と品質リスク管理の考え方を導入し，品質管理システムを合理化する必要がありました。

　品質管理システムは，医薬品規制調和国際会議（ICH: International Conference on Harmonization of Technical Requirements for Registration of Pharmaceuticals for Human Use）において議論され，日米 EU の合意に基づくガイドラインとして，ICH Q10「医薬品品質システム」が作成されました。

　ICH Q10 は，国際標準化機構（ISO）の品質概念に基づき，適用される GMP や ICH Q8「製剤開発」[注1] 及び ICH Q9「品質リスクマネジメント」[注2] を包括する，効果的な医薬品の品質システムのモデルであり，平成 22 年 2 月 19 日付け薬食審査発 0219 第 1 号，薬食監麻発 0219 第 1 号「医薬品品質システムに関するガイドラインについて」として発出されました。

　製薬企業にとって，ICH Q10 の 3 つの主要な目的である　①製品実現の達成[注3]，②管理できた状態の確立と維持[注4]，③継続的改善の促進[注5] を達成するために，ライフサイクル全期間を通じた知識管理[注6] や ICH Q9 の活用が有効であり，また，経営陣は，マネジメントレビューを通じて，製造プロセ

スの稼働性能および製品品質のモニタリングシステム，是正措置および予防措置（CAPA：Corrective Action and Preventive Action）[注7] システム，および変更マネジメントシステムを統括管理することが ICH Q10 モデルを実施する上で重要です。（添付：「ICH Q10 医薬品品質システムモデルの図解」を参照。）製造所に適用される ICH Q10 の内容の多くは，現在，日米欧の GMP 要件として規定されています。

企業がそれぞれ，ICH Q10 の要求事項に上乗せした GMP を実施することが望ましいと考えられます。

なお，「医薬品品質システム」は，令和 3 年 8 月 1 日から施行される改正 GMP 省令第 3 条の 3 として新たに規定されました。

ICH Q10 の適用範囲は，バイオテクノロジー応用医薬品および生物起源由来製品を含むすべての医薬品（治験薬の製造を含む。）にも適用され，原薬や製剤の両方が対象になります。さらに，医薬品開発⇒技術移転⇒商業生産⇒製品の終結に至る製品のライフサイクル全期間に適用されます。

(注1) ICH Q8：薬食審査発第 0628 第 1 号 平成 22 年（2010 年）6 月 28 日「製剤開発に関するガイドラインの改定について」であり，クオリティ・バイ・デザイン（QbD）の考え方，すなわち，「品質は，製品になってから検証するものではなく，製品設計によって製品に組込まれているべき」の考え方に基づき，製品および工程の理解ならびに工程管理に重点をおいた，立証された科学および品質リスクマネジメントに基づく体系的な開発手法。

(注2) ICH Q9：医薬品の製品ライフサイクルにわたる品質に対するリスクのアセスメント，コントロール，コミュニケーション，レビューに対する系統だったプロセスである。

(注3) 製品実現の達成：患者，医療従事者，規制当局（承認された申請内容の遵守を含む）ならびに他の内部および外部顧客のニーズに適合する，適切な品質特性を有する製品を供給するためのシステムを確立し，実施し，維持すること。

(注4) 管理できた状態の確立と維持：製造プロセスの稼働性能および品質に対する実効的なモニタリングおよび管理システムを開発し，運用し，継続する適切性および製造プロセスの能力の保証を提供すること。

(注5) 継続的改善の促進：適切な品質の改善，製造

プロセスの改善，変動の低減，イノベーションおよび医薬品質システムの増強を特定し，実施し，品質ニーズを恒常的に満たす能力を強化すること。

(注6) 知識管理：製品，製造プロセスおよび構成資材に関連する情報を獲得し，分析し，保管し，伝播する体系的な取組みであり，開発段階から製品の終結までを含む製品の商業的寿命（ライフサイクル）の全期間を通して管理されなければならない。

製剤開発研究や製造経験を通して得られた情報や知識により科学的理解が深まり，これがデザインスペース，規格および製造管理の確立に役立つとともに，品質リスクマネジメントの基盤とすることができる。

(注7) CAPA：苦情，製品不合格，不適合，回収，逸脱，監査，当局の査察および指摘事項についての調査，ならびに製造プロセスの稼働性能および製品品質のモニタリングからの傾向に起因する問題に対する是正措置および予防措置。

添付：ICH Q10 医薬品品質システムモデルの図解

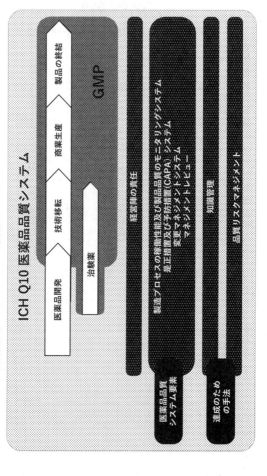

ICH Q10 医薬品品質システム

医薬品開発　技術移転　商業生産　製品の終結

治験薬

GMP

経営陣の責任

製造プロセスの稼働性能及び製品品質のモニタリングシステム
是正措置及び予防措置（CAPA）システム
変更マネジメントシステム
マネジメントレビュー

知識管理

品質リスクマネジメント

医薬品品質システム要素

達成のための手法

MEMO

第2章 コンピュータ化システム適正管理ガイドラインについて

1 経緯

1992年に制定された「コンピュータ使用医薬品等製造所適正管理ガイドライン」は2005年3月30日付薬食監麻発第0330001号により廃止されましたが，GAMP（Good Automated Manufacturing Practice）ガイド[注]やPIC/Sなどの欧米のガイダンスも参考とした検討が行われ，2010年10月21日付薬食監麻発1021第11号「医薬品・医薬部外品製造販売業者等におけるコンピュータ化システム適正管理ガイドラインについて」が発出されました（2012年4月1日から適用）。

また，2005年4月1日薬食発第0401022号「医薬品等の承認または許可等に係る申請等における電磁的記録及び電子署名の利用について」の別紙として「医薬品等の承認又は許可等に係る申請等に関する電磁的記録・電子署名のための指針（厚労省ERE/ES指針）が発出されており一部改正施行通知2013年8月30日薬食監麻発0830第1号「医薬品及び医薬部外品の製造管理及び品質管理の基準に関する省令の取扱いについて」に規定されている，電磁的記録・電子署名についても配慮する必要があります。

(注) GAMP ガイド：国際製薬技術協会（ISPE：
International Society of Pharmaceutical Engi-
neering）より発行された製薬企業におけるコ
ンピュータによる自動化システムのバリデー
ションのガイダンスで，国際的に多くの製薬企
業で採用されています。

2　ガイドラインの概要

本ガイドラインの概要を表1「医薬品・医薬部
外品製造販売業者等におけるコンピュータ化システム
適正管理ガイドライン」に示します。

3　適用範囲

本ガイドラインは，コンピュータ化システムを使
用して GQP 省令及び GMP 省令が適用される業務を
行う製造販売業者等（製造販売業者，製造業者等）
に適用される。

装置を購入した場合，それに付属のコンピュータ
が市販の一般的のものでも本ガイドラインの対象に
該当します。この場合は，ソフトウェアのカテゴリ
分類をし，リスクの評価をし，リスクに応じた検証
をすることが必要となるので，注意が必要です。

4　特徴

本ガイドラインの特徴は以下の通りです。
(1)コンピュータ化システムのライフサイクル全期

間（開発，検証及び運用・廃棄の各段階）を通じて適正に管理するための活動について記述されています。（図1「コンピュータ化システムのライフサイクルモデル」を参照のこと。）

(2) GAMP ガイド及び PIC/S と整合性が考慮されており本ガイドラインに準拠することでグローバル対応も可能となります。

(3) 検証業務を効率的に実施するため，GAMP と同様の考え方に基づくソフトウェアのカテゴリ分類を行ない，リスクを評価し，リスクに応じた検証業務を実施することを求めています。また，供給者との重複作業を排除し，受入れ試験等のテスト結果の引用を可能としています。表2「カテゴリ分類とシステムの例」を参照のこと。（但し，結果を引用した場合でも，結果の評価は製薬企業の責任で実施する必要があります。）

(4) GAMP ガイドは，主に供給者に向けたガイダンスですが，本ガイドラインは製薬企業としての遵守事項が規定されています。コンピュータ化システムの開発や運用においては供給者の協力が必要な場合が多いため，本ガイドラインの適用においては，製薬企業が，その方針に基づいて供給者との役割分担等を調整してライフサイクル通じた適正な管理を確保することが必要となります。

表1：医薬品・医薬部外品製造販売業者等における コンピュータ化システム適正管理 ガイドラインの概要

1 　総則

(1)目的

①GQP 省令や GMP 省令に基づく業務を行うためのコンピュータ化システムが意図したとおりに動作することを保証するため，コンピュータ化システムの要件を明確にし，開発する際に必要な事項，検証するバリデーションに関する事項，運用管理に関する遵守事項（バリデートされた状態の維持，廃棄に関する事項等）を定める。

②これにより GQP 省令や GMP 省令の適正な実施の確保を図る。

③ガイドラインでは，コンピュータ化システムの開発から，検証，運用管理及び廃棄までの流れを総合してコンピュータ化システムのライフサイクルという。ライフサイクル全体の構成をガイドライン別紙「コンピュータ化システムのライフサイクルモデル」により示されている。

(2)コンピュータ化システムの取扱い

①製造販売業者，製造業者等の組織の形態やシステムの範囲を考慮して組織・役割に応じた責任と権限を規定し明確する。

②「電磁的記録・電子署名利用の指針」及び GMP/QMS 省令関連施行通知（平成 17 年 3 月 30 日薬食監麻発第0330001 号）第 3 章 第 3 35.「その他（電磁的記録等について）」の適用を受けるコンピュータ化システムは合わせて要件を備える必要がある。

③ガイドライン適用以前に開発又は運用が開始されたシステムで適格性が確認されていない場合は改めて確認する必要がある。

(3)カテゴリ分類
  ①コンピュータ化システムのリスクに応じて検証内容を決定するため，システムを構成するソフトウェアに応じて，あらかじめソフトウェアのカテゴリを決定する。
  ②カテゴリ分類の基準及びカテゴリごとの一般的対応の例をガイドライン別紙「カテゴリ分類表と対応例」により示されている。

2　適用の範囲
コンピュータ化システムを利用して GQP 省令及び GMP 省令が適用される業務を行う製造販売業者又は製造業者等に適用する。

3　コンピュータ化システムの開発，検証及び運用管理に関する文書の作成
「コンピュータ化システム管理規定」を定める。
ア システム台帳の作成
イ 基本的な考え方
  カテゴリ分類，システムアセスメント，実施すべき事項，コンピュータシステムの廃棄等
ウ 責任体制及び役割
エ 作成文書及び管理方法
オ 業務完了の確認及び承認の手続き

4　開発業務
(1)開発計画に関する文書の作成
開発計画書を作成する。
開発目的，開発条件，開発体制，開発スケジュール
(2)要求仕様に関する文書の作成
開発責任者は，要求仕様書を作成する
ア 適用される法規制及び適用する規定等
イ ハードウェアの概要
ウ 要求機能
エ データ
オ インターフェース (関連設備及び他システム等)
カ 環境
キ 電源，設置等の設置条件

(3)システムアセスメントの実施

開発責任者は，システムの特徴に応じて適切な開発及び検証を行うため，システムのアセスメントを行い開発及び検証の各段階の方針を明確にする。

ア ソフトウェアカテゴリ分類

イ 製品品質に対するリスクアセスメント

ウ 供給者アセスメント

(4)機能仕様に関する文書の作成

開発責任者は，供給者に要求仕様書に記載された要件に対応した機能仕様書を作成させ，承認する。

(5)設計仕様に関する文書の作成

1) ハードウェア設計仕様

2) ソフトウェア設計仕様

開発責任者は，供給者に機能仕様書に基づいて設計仕様書を作成させ，承認する。

(6)プログラムの作成及びプログラムテスト

1) プログラムの作成

2) プログラムテストの実施

開発責任者は，必要に応じて，供給者にプログラム作成及びプログラムテストを実施させる。

(7)システムテスト

1) システムテストに関する文書の作成

2) システムテストの実施

開発責任者は，必要に応じて，供給者にシステムテストを実施させる。

(8)受入試験

①開発責任者は，供給者に受入試験を実施させ，その結果を承認する。

②受入試験には供給者の工場出荷前に機能及び性能を確認するテスト（工場出荷試験，FAT）とシステム設置場所等における受け入れ時に機能及び性能を確認するテスト（現地受入試験，SAT）があり，適宜選択し実施させる。

5　検証業務
(1)バリデーションの全体計画に関する計画書文書の作成
①検証責任者は，コンピュータ化システム管理規定に基づき，バリデーション計画書を開発段階の適切な時期に作成する。
②バリデーション計画書はシステムアセスメントの評価結果等に基づいて作成する。
③システムの変更により再バリデーションが必要になった場合には変更状況にあわせて適宜バリデーション計画書を作成する。
(2)設計時適格性評価（DQ）
1)設計時適格性評価の計画に関する文書の作成
2)設計時適格性評価の実施
3)設計時適格性の報告に関する文書の作成
①検証責任者は要求仕様書の要求事項が機能仕様書，設計仕様書等に正しく反映されていることを確認するため設計時適格性評価を実施し，その結果の適否を判定する。
②検証責任者は設計時適格性評価報告書を作成する。
(3)据付時適格性評価（IQ）
1)据付時適格性評価の計画に関する文書の作成
2)据付時適格性評価の実施
3)据付時適格性の報告に関する文書の作成
①検証責任者は，コンピュータ化システムが設計仕様等のとおりに据え付けられ，プログラムがインストールされたことを確認するため据付時適格性評価を実施し，結果の適否を判定する。
②検証責任者は据付時適格性評価報告書を作成する。
(4)運転時適格性評価（OQ）
1)運転時適格性評価の計画に関する文書の作成
2)運転時適格性評価の実施
3)運転時適格性の報告に関する文書の作成
①検証責任者は，コンピュータ化システムが運転時において，機能仕様等の機能及び性能を発揮することを確認するため運転時適格性評価を実施し，結果の適否を判定する。
②検証責任者は運転時適格性評価報告書を作成する。

(5)性能適格性評価（PQ）

 1) 性能適格性評価の計画に関する文書の作成
 2) 性能適格性評価の実施
 3) 性能適格性の報告に関する文書の作成
  ①検証責任者は，コンピュータ化システムが稼働時に
   おいて，要求仕様等どおりに機能し，性能を発揮す
   ることを確認するため性能適格性評価を実施し，結
   果の適否を判定する。
  ②検証責任者は性能適格性評価報告書を作成する。

(6)適格性評価の一部省略と引用
  ①運転時適格性評価（OQ）の検証内容，環境，条件な
   どが性能適格性評価（PQ）の内容と差がない場合には
   OQを省略しても差し支えない。
  ②供給者によるシステムテスト，受け入れ試験等の方法
   及び記録が検証責任者によって適切と認められる場合
   には，適格性評価に供給者によるテスト結果を引用し
   ても差し支えない。

(7)バリデーションの全体報告に関する文書の作成
  検証責任者は，バリデーションの各段階の結果及び総合
  評価について報告書を作成する。

6　運用管理業務

(1)運用管理に関する文書の作成
  ①「運用管理基準書」を定める。
  ア 運用に関する責任体制と役割
  イ コンピュータ化システムの操作
  ウ 保守点検管理
  エ セキュリティ管理
  オ バックアップ及びリストア
  カ 変更の管理
  キ 逸脱（システムトラブル）の管理
  ク 担当者の教育管理
  ケ 自己点検

(2)コンピュータ化システムの操作の手順に関する文書の作成
  コンピュータ化システムごとに「標準操作手順書」を作
  成し，それに基づき操作する。

(3)保守点検事項の実施
運用責任者は,担当者に保守点検を実施させ,その記録により保守点検管理が適切に行われていることを確認する。

(4)セキュリティ管理の実施
運用責任者は,セキュリティを管理し記録を作成する。 ア 担当者のアクセス権限設定,不正アクセス措置 イ 識別構成要素の機密保護 ウ 必要に応じてハードウェア設置場所の立入制限

(5)バックアップ及びリストア
運用責任者は,指定した者に,ソフトウェアとデータのバックアップ及びリストアを行わせる。

(6)変更の管理
運用責任者は指定した者に,変更の管理を行わせる。

(7)逸脱(システムトラブル)の管理
運用責任者はあらかじめ指定した者に,逸脱(システムトラブル)の管理を行わせる。

(8)教育訓練
1) 教育訓練計画の作成 2) 教育訓練の実施 3) 教育訓練の記録の保管 　運用責任者は運用管理基準書に基づき,あらかじめ指定した者に,コンピュータを使用した業務に従事する者に対して必要な教育訓練の管理を行わせる。

7　自己点検

(1)自己点検の実施
①あらかじめ指定した者に,コンピュータ化システムがこのガイドラインに基づいて管理されていることを定期的に自己点検し,その結果について品質保証責任者,製造管理者等に対して報告させる。 ②GQP省令,GMP省令における手順に従って運用することが望ましい。

(2)改善措置の実施
自己点検の結果,改善が必要な場合に所要の措置を講じる。

8 コンピュータシステムの廃棄
(1)コンピュータシステムの廃棄の計画に関する文書の作成 　コンピュータシステムの廃棄にあたり，そのコンピュータシステム又はコンピュータ化システムで作成，保存したデータの真正性，見読性，保存性を定められた保存期間を通して確保するため，必要に応じて「廃棄計画書」を作成し廃棄を管理する。
(2)コンピュータシステムの廃棄記録の作成 　コンピュータシステムの廃棄の責任者は，計画に基づき廃棄を行い，廃棄の記録を作成する。
9 文書及び記録の管理 このガイドラインに基づき作成された文書及び記録は GQP 省令又は GMP 省令に基づき定めた管理方法で保存管理する。

図1 コンピュータ化システムのライフサイクル

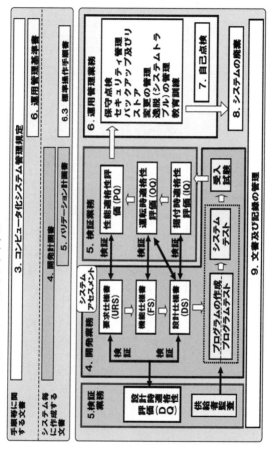

| 手順等に関する文書 | 3. コンピュータ化システム管理規定 |
| システム毎に作成する文書 | 4. 開発計画書 |

6. 運用管理基準

6.3 標準操作手順書

6. 運用管理業務

保守点検
セキュリティ管理
バックアップ及びストア
変更の管理
逸脱(システムトラブル)の管理
教育訓練

7. 自己点検

8. システムの廃棄

5. 検証業務

- 性能適格性評価(PQ)
- 運転時適格性評価(OQ)
- 据付時適格性評価(IQ)

受入試験

4. 開発業務

システムアセスメント

- 要求仕様書(URS)
- 機能仕様書(FS)
- 設計仕様書(DS)

システムテスト

プログラムの作成・プログラムテスト

9. 文書及び記録の管理

5.検証業務

設計時適格性評価(DQ)

供給者監査

5. バリデーション計画書

表2：カテゴリ分類とシステムの例

	カテゴリ	内容	システムの例
1	基盤ソフト	・カテゴリ3以降のアプリケーションが構成される基盤となるもの（プラットフォーム） ・運用環境を管理するソフトウェア	OS、データベースエンジン、プログラム言語、統計解析パッケージ ・ネットワーク監視ツール ・スケジューリングツール ・バージョン管理ツール
2	設定しない（GAMP5に整合させた）		
3	構成設定していないソフトウェア	・商業ベースで販売されている既製のパッケージソフトウェアでそれ自体は業務プロセスに合わせて構成設定していないもの（実行時のパラメータのみで調整されるアプリケーション等は本カテゴリに含まれる）	・市販のパッケージソフトウェア ・既製のラダーロジック（PLC） ・既製のファームウェアアプリケーション ・市販の製造設備、分析機器、製造支援設備及びそれらに搭載される規製のシステム（ラダーロジック（PLC）、ファームウェア等を標準設定で使用する場合で供給者が製造販売業者向けのシステムについて十分な実績があり、品質上の信頼性があると判断した場合（十分ではないと判断した場合にはカテゴリ4と同様に取り組みを行う）
		・構成設定ができない、あるいは行わない、機器に組み込まれたソフトウェア（単独のコンピュータシステム）	・pHメーター、HPLC、GC、IR、UV、溶出試験機、TOC等 ・表計算ソフトの機能で作成された、四則演算等の比較の簡単な計算式で構成されたスプレッドシート
4	構成設定したソフトウェア	・ユーザーの業務プロセスに合わせて構成したソフトウェア（アプリケーション上で動作するマクロ等を含む）。ただし、プログラムを変更した場合はカテゴリ5とする	・LIMS（試験室管理システム） ・データ収集システム ・SCADA（監視制御およびデータ収集） ・ERP（企業資源計画） ・MRPⅡ（資源所要量計画） ・DCS（分散型制御システム） ・EDMS（文書管理システム） ・倉庫管理システム ・表計算ソフト上の比較的複雑な計算式から構成されるスプレッドシート等
5	カスタムソフトウェア	実務プロセスに合わせて設計され、プログラムされたソフトウェア（アプリケーション上で動作するマクロ等を含む）	・内部または外部で開発されたITアプリケーション ・プロセスアプリケーション ・カスタムラダーロジック（PLC） ・カスタムファームウェア ・表計算（マクロ）／スプレッドシート（マクロ）

178

第3章 ICH, PIC/S および MRA（MOU）について

1 ICH について

　ICH（医薬品規制調和国際会議）は，1990年の創設以来，グローバル化する医薬品開発・規制・流通等に対応するべく，着実に進化を遂げてきました。ICH の使命は，限られた資源を有効に活用しつつ安全性・有効性及び品質の高い医薬品が開発され上市されるよう，より広範な規制調和を世界的に目指すことにあります。

　2015年10月23日，ICH はスイス法人化に伴い，組織再編され現在の ICH は，全ての参加メンバーで構成される法人の主体となる総会（Assembly），総会での議論の準備や法人の運営を担う管理委員会（Management Committee），専門家がガイドラインの議論を行う各作業部会（Working Group）等から成り立っています。

　2020年11月時点で ICH メンバーは次の17団体となっています。

（その他：オブザーバーは32団体）。

【メンバー（17団体）】

○創設規制当局メンバー（3）：厚生労働省 / 医薬品医療機器総合機構（MHLW/PMDA），米国食品医薬品局（FDA），欧州委員会 / 欧州医薬品庁（EC/EMA）

○創設産業界メンバー（3）：日本製薬工業協会
（JPMA），米国研究製薬工業協会（PhRMA），欧
州製薬団体連合会（EFPIA）
○常任規制当局メンバー（2）：ヘルスカナダ，スイ
スメディック
○規制当局メンバー（6）：ブラジル国家衛生監督庁
（ANVISA），中国国家薬品監督管理局（NMPA），
シンガポール保健科学庁（HSA），韓国食品医薬
品安全処（MFDS），台湾衛生福利部食品薬物管
理署（TFDA），トルコ医薬品医療機器庁（TITCK）
○業界団体メンバー（3）：バイオテクノロジーイノ
ベーション協会（BIO），国際ジェネリック・バイ
オシミラー医薬品協会（IGBA），世界セルフメディ
ケーション協会（WSMI）
　（参考）ICH の枠組み外での規制調和活動 IPRP
（International Pharmaceutical Regulators Pro-
gramme, 国際薬事規制当局プログラム）は，日本，
米国，EU，カナダ，スイス等（約30ヵ国）の規制
当局が参加し，ICH では取り扱わない規制当局間の
協力や，規制情報に関する交換等を実施しています
（原則，年2回 ICH に併せて開催）。

1) ICH の目的と役割

　ICH の目的は，「①新医薬品を時宜に即し，また
継続的に患者が利用できるようにすること，②ヒト
における不必要な臨床試験の重複を避けること，③

安全性，有効性及び品質の高い医薬品が効率的に開発，登録及び製造されること，更に④安全性及び有効性が損なわれることなく動物試験が軽減されることに資する技術的要件における国際調和を促進することで公衆衛生を促進することにある」とされています。

ICH では，医薬品の品質・有効性・安全性の各分野のトピックごとに，各メンバーを代表する専門家が専門家作業部会で協議し，ガイドライン（科学的・倫理的に適切と考えられる指針）の作成等を行っています。ガイドラインの合意（調和）までのプロセスは次のとおりです。

2) ガイドラインの合意（調和）までのプロセス

ステップ1	新しい調和ガイドラインを作成する提案が新しいトピックとして総会により承認を受けると，専門家作業部会が設置される。専門家作業部会では協議を重ねて技術ドキュメント（ガイドライン案のベース）を作成する。
ステップ2	ステップ2a：技術ドキュメントの確認 （ステップ1の技術ドキュメントが総会で承認されるとステップ2aとなる。） ステップ2b：ガイドライン案の採択 （ステップ2aの技術ドキュメントをベースにしたガイドライン案が総会の規制当局代表者により承認されるとステップ2bとなる。）
ステップ3	ICHの各地域・国の規制当局（日本では厚生労働省）からガイドライン案が公表され，公に意見が求められる。寄せられた意見に基づいて専門家作業部会で協議が行なわれ，ガイドライン案が修正される。

| ステップ4 | ガイドライン案が総会の規制当局代表者によって最終的に合意，採択されるとステップ4となる。 |
| ステップ5 | ICHの各地域・国の規制当局において，それぞれの手続きにしたがってガイドラインが実施される。日本では，厚生労働省医薬・生活衛生局から通知される。 |

3）品質関係のICHガイドラインの進捗状況（2020年11月現在）

Q 1	安定性	step5
Q 2	分析法バリデーション	step5
Q 3	不純物	step5
Q 4	薬局方	step5
Q 5	生物薬品の品質	step5
Q 6	規格および試験方法	step5
Q 7	GMP	step5
Q 8	製剤開発	step5
Q 9	品質リスクマネジメント	step5
Q10	品質システム	step5
Q11	原薬の開発と製造	step5
Q12	ライフサイクル管理	step4
Q13	連続生産	step1
Q14	分析法の開発	step1

4）参考（ICH発足の経緯）

　当初，日本・米国・ヨーロッパでは，医薬品の販売開始前に政府による評価・承認を行うため，それぞれ独自の法制度が整備されてきました。特に1960

年代から1970年代にかけては，各国で急速に法令やガイドラインが整備され，新医薬品の品質，有効性及び安全性についてのデータ報告・評価の体制が整いつつありました。しかし，新医薬品の品質，有効性，安全性を評価するという概念は共通であったものの，承認申請の際の詳細な技術的要件は地域により異なっていました。製薬企業の国際化に伴い，各地域の規制要件を満たす必要があったため，時間とコストのかかる重複した試験を数多く行う必要が生じました。そのため，拡大する医薬品開発コストへの懸念を背景に，患者に安全で有効な新医薬品をより早く提供するため，各地域の医薬品承認審査の基準の合理化・標準化が必要となり，1990年4月，日本・米国・ヨーロッパの各医薬品規制当局と業界団体の6者によりICHが発足しました。

2 PIC/S について

PIC/Sとは，医薬品査察協定（Pharmaceutical Inspection Convention）および医薬品査察協定スキーム（Pharmaceutical Inspection Co-operation Scheme）の総合呼称であり，1995年11月2日に結成されました。国際的な GMP 査察レベルの整合を含む規制当局間の協力とハーモナイゼーションを目的として，世界の多くの規制当局が PIC/S に加盟しており，2020年時点で49ヵ国（54の規制当局）に達しています。

日本も 2014 年 7 月に 45 番目の国として加盟承認されています。この度の GMP 省令の改正により，今まで通知で運用していた PIC/S GMP とのギャップを埋めて法制化し GMP 基準も国際的に整合しました。

(注)PIC/S 加盟国　デンマーク，アイスランド，リヒテンシュタイン，ノルウェー，ルーマニア，オーストリア，オランダ，ハンガリー，フィンランド，スウェーデン，スイス，アイルランド，チェコ共和国，スロバキア共和国，ベルギー，フランス，スペイン，ポルトガル，カナダ，オーストラリア，シンガポール，イタリア，ドイツ，ギリシャ，マレーシア，ラトビア，ポーランド，エストニア，南アフリカ，アルゼンチン，マルタ，キプロス，イスラエル，リトアニア，米国，ウクライナ，ニュージーランド，インドネシア，台湾，スロベニア，英国，日本，韓国，香港，タイ，クロアチア，メキシコ，イラン，トルコ

3　MRA（MOU）について

　2002 年 1 月，日本と EU との間で国際的相互承認（MRA: Mutual Recognition Agreement ）が発効し，医薬品については，2004 年 5 月から適用されました。

　MRA は，通信機器，電気製品，化学品，医薬品の 4 分野について，輸出入時に輸入国で必要な手続きを輸出国で実施することを可能にするものです。

　2018 年 7 月には加盟国が拡大し，MRA の対象国

は，ベルギー，デンマーク，ドイツ，ギリシャ，スペイン，フランス，アイルランド，イタリア，ルクセンブルク，オランダ，オーストリア，ポルトガル，フィンランド，スウェーデン，英国*，ブルガリア，クロアチア，ギプロス，チェコ，エストニア，ハンガリー，ラトビア，リトアニア，マルタ，ポーランド，ルーマニア，スロバキア，スロベニアの28ヵ国（及び欧州連合）になりました。

なお，2020年1月，英国は欧州連合を離脱しましたが，日英両国間で相互承認に関する新たな協定が発効するまでの間，MRAに準じた取扱いとなります（*令和元年9月20日付け薬生監麻発0920第2号）。

MRAの対象国の間で医薬品の輸入に関するメリットの一つは，製造国での試験成績書が利用できることです。当初MRAの対象医薬品は化学的医薬品の非無菌製剤（錠剤，カプセル剤，外用剤等）に限られていましたが，2018年7月の改正により原薬（有効成分），無菌医薬品，ワクチンなどの生物学的医薬品（不特定多数のドナーから採取されたヒト血液・細胞・組織などに由来するもの等は除く。）などMRA対象医薬品の範囲が拡大しました。詳細は，「相互承認に関する日本国と欧州共同体との間の協定の運用について」の一部改正について（平成30年7月18日薬生監麻発0718第1号医薬・生活衛生局監視指導・麻薬対策課長通知）をご参照ください。

また，MRAとは別に国際約束を締結せずに，相

互に査察結果報告書を発行すること等の協力についての覚書である MOU（Memorandum of Understanding）があり，この対象国としては，ドイツ，スウェーデン，スイス，オーストラリアの4ヵ国です。

医薬品医療機器総合機構（PMDA）による外国製造所に対する GMP 適合性調査においても，MRA を締結している国における製造所については当該 MRA に基づく相手国の適合性証明書等の写，MOU 等の交換を行っている国における製造所については当該 MOU 等に基づく相手国の証明書等の写を調査資料として提出することになっています。

なお，GMP 適合性調査における MRA/MOU の運用の詳細については PMDA にご確認ください。

第Ⅲ部　参考資料の部
― GMP 研修などで法令・通知等を
参考とするために ―

省令の見方
① 網かけ箇所は今回の改正 GMP 省令で新設
② 改正された箇所は下線で表示

【資料1】 改正 GMP 省令（抜粋）

厚生労働省令第九十号　（令和三年四月二十八日）
施行日　　　　　　　　（令和三年八月一日）

「医薬品及び医薬部外品の製造管理及び品質管理の
基準に関する省令の一部を改正する省令」

第 1 章　総則

（趣旨）
第一条　この省令は，医薬品，医療機器等の品質，有効性
　及び安全性の確保等に関する法律（昭和三十五年法律第
　百四十五号。以下「法」という。）第十四条第二項第四号
　（第十九条の二第五項において準用する場合を含む。以下
　同じ。）に規定する厚生労働省令で定める基準を定めるも
　のとする。

（定義）
第二条　この省令で「製品」とは，製造所の製造工程を経た
　　物（製造の中間工程で作られたものであって，以後の製造
　　工程を経ることによって製品となるもの（以下「中間製品」
　　という。）を含む。）をいう。

2　この省令で「最終製品」とは，製品のうち，医薬品，医
　　薬部外品，化粧品及び再生医療等製品の品質管理の基準
　　に関する省令（平成十六年厚生労働省令第百三十六号）
　　第九条第二項（同令第二十条において準用する場合を含
　　む。）の市場への出荷の可否の決定に供されるものをいう。

3　この省令で「資材」とは，製品の容器，被包及び表示物
　　（添付文書を含む。）をいう。

4　この省令で「ロット」とは，一の製造期間内に一連の製
　　造工程により均質性を有するように製造された製品及び
　　原料（以下「製品等」という。）の一群をいう。

5　この省令で「参考品」とは，出荷した製品に不具合が生
　　じた場合等，出荷後に製品の品質を再確認する必要が生
　　じた場合に備えて保管する試験検査用の検体をいう。

6　この省令で「保存品」とは，最終製品のロットから採取
　　された検体であって，流通している製品との同一性を確
　　認するために使用されるものをいう。

7　この省令で「リテスト日」とは，製造された日から一定
　　の期間を経過した製品が，当該期間を経過した日以降に
　　おいて，引き続き所定の規格に適合しているかどうか等
　　について，改めて試験検査を行う必要があるものとして
　　設定される日をいう。

8　この省令で「管理単位」とは，同一性が確認された資材
　　の一群をいう。

9　この省令で「医薬品品質システム」とは，医薬品（体外
　　診断用医薬品を除く。以下同じ。）に係る製品の製造業
　　者及び法第十三条の三第一項に規定する医薬品等外国製
　　造業者（以下「外国製造業者」という。）が当該製品の
　　品質に関して管理監督を行うためのシステムをいう。

10　この省令で「品質リスクマネジメント」とは，医薬品に
　　係る製品について，品質に好ましくない影響を及ぼす事
　　象及びその発生確率（以下「品質リスク」という。）の特定，
　　評価及び管理等を継続的に行うことをいう。

190

11 この省令で「安定性モニタリング」とは，定められた保管条件の下で，製品が有効期間若しくは使用の期限（以下単に「有効期間」という。）又はリテスト日までの期間にわたって規格に適合しているかどうかについて，継続的に確認することをいう。

12 この省令で「照査」とは，設定された目標を達成する上での妥当性及び有効性を判定することをいう。

13 この省令で「バリデーション」とは，製造所の構造設備並びに手順，工程その他の製造管理及び品質管理の方法（以下「製造手順等」という。）が期待される結果を与えることを検証し，これを文書とすることをいう。

14 この省令で「是正措置」とは，検知された不適合（この省令に規定する要求事項等に適合しないことをいう。以下同じ。）その他の望ましくない状況の再発を防止するため，その原因となった状態を解消する措置をいう。

15 この省令で「予防措置」とは，生じ得る不適合その他の望ましくない状況の発生を未然に防止するため，その原因となり得る状態を解消する措置をいう。

16 この省令で「作業管理区域」とは，医薬品又は医薬部外品に係る製品の製造作業を行う場所（以下「作業所」という。）のうち，作業室，廊下等から構成されていて，全体が同程度に清浄の維持ができるように管理される場所をいう。

17 この省令で「清浄区域」とは，作業所のうち，原料の秤量作業を行う場所，薬剤の調製作業を行う場所及び洗浄後の容器が作業所内の空気に触れる場所をいう。

18 この省令で「無菌区域」とは，作業所のうち，無菌化された薬剤又は滅菌された容器が作業所内の空気に触れる場所，薬剤の充填作業を行う場所，容器の閉塞作業を行う場所及び無菌試験等の無菌操作を行う場所をいう。

19 この省令で「細胞組織医薬品」とは，人又は動物の細胞又は組織から構成された医薬品（人の血液及び人の血液から製造される成分から構成される医薬品を除く。）をいう。

20 この省令で「生物由来原料」とは，法第二条第十項に規定する生物由来製品たる医薬品（以下「生物由来医薬品」という。）に係る製品の製造に使用する生物（植物を除

く。）に由来する原料をいう。

21　この省令で「ドナー」とは，細胞組織医薬品の原料となる細胞又は組織を提供する人（臓器の移植に関する法律（平成九年法律第百四号）第六条第二項に規定する脳死した者の身体に係るものを除く。）をいう。

22　この省令で「ドナースクリーニング」とは，ドナーについて，問診，検査等による診断を行い，細胞組織医薬品に係る製品の原料となる細胞又は組織を提供するにつき十分な適格性を有するかどうかを判定することをいう。

23　この省令で「ドナー動物」とは，細胞組織医薬品の原料となる細胞又は組織を提供する動物をいう。

24　この省令で「ドナー動物スクリーニング」とは，ドナー動物について，試験検査及び飼育管理を行い，細胞組織医薬品に係る製品の原料となる細胞又は組織を提供するにつき十分な適格性を有するかどうかを判定することをいう。

（適用の範囲）

第三条　法第十四条第一項に規定する医薬品又は医薬部外品の製造販売業者（法第十九条の二第四項に規定する選任外国製造医薬品等製造販売業者を含む。以下同じ。）は，医薬品にあっては第二章，医薬部外品にあっては第三章の規定に基づき，医薬品又は医薬部外品に係る製品の製造業者及び外国製造業者（以下「製造業者等」と総称する。）に製造所における製造管理及び品質管理を行わせなければならない。

2　医薬品又は医薬部外品に係る製品の製造業者等は，医薬品にあっては第二章，医薬部外品にあっては第三章の規定に基づき，医薬品，医療機器等の品質，有効性及び安全性の確保等に関する法律施行規則（昭和三十六年厚生省令第一号。以下「施行規則」という。）第九十六条に規定する製造所における製造管理及び品質管理を行わなければならない。

3　法第八十条第一項に規定する輸出用の医薬品又は医薬部外品に係る製品の製造業者は，医薬品にあっては第二章，医薬部外品にあっては第三章の規定に基づき，当該製品の製造所における製造管理及び品質管理を行わなければ

192

ならない。

第三条の二　法第十四条第一項に規定する医薬品又は医薬部外品に係る製品の製造業者等は，当該製品を法第十四条第一項若しくは同条第十五項（法第十九条の二第五項において準用する場合を含む。以下この条において同じ。）又は法第十九条の二第一項の承認を受けた事項（以下「承認事項」という。）に従って製造しなければならない。ただし，法第十四条第十五項の軽微な変更を行う場合においては，同条第十六項（法第十九条の二第五項において準用する場合を含む。）の規定による届出が行われるまでの間は，この限りでない。

第二章　医薬品製造業者等の製造所における製造管理及び品質管理

第一節　通則

（医薬品品質システム）

第三条の三　製造業者等は，実効性のある医薬品品質システムを構築するとともに，次に掲げる業務を行わなければならない。

一　製品品質を確保するための基本的な方針（以下「品質方針」という。）を文書により定め，当該文書に医薬品品質システムの手続等の構成要素を示すこと。

二　法第十七条第六項に規定する医薬品製造管理者及び法第六十八条の十六第一項に規定する生物由来製品の製造を管理する者（外国製造業者にあっては，法第十三条の三第一項の認定を受けた製造所の責任者又は当該外国製造業者があらかじめ指定した者）（以下「製造管理者」と総称する。）又は第四条第三項第一号に規定する品質保証に係る業務を担当する組織に，品質方針に基づいた製造所における品質目標を，文書により定めさせること。

三　製造所において医薬品品質システムに関わる全ての組織及び職員に対し，品質方針及び品質目標を周知すること。

四　品質方針及び品質目標を達成するため，必要な資源（個人の有する知識及び技能並びに技術，設備その他の製造所における製造管理及び品質管理に活用される資源をいう。）を配分するとともに，定期的に医薬品品質システムを照合し，その結果に基づいて所要の措置を講ずること。

　　五　前二号の業務に係る記録を，あらかじめ指定した者に作成させ，これを保管させること。

（品質リスクマネジメント）

第三条の四　製造業者等は，品質リスクマネジメントを活用して医薬品品質システムを構築した上で，医薬品に係る製品について，製造所における製造管理及び品質管理を行わなければならない。

2　製造業者等は，あらかじめ指定した者に品質リスクマネジメントの実施の手続きその他の必要な事項に係る文書及び記録を作成させ，これを保管させなければならない。

（製造部門及び品質部門）

第四条　製造業者等は，製造所ごとに，製造管理者の監督の下に，製造管理に係る部門（以下「製造部門」という。）及び品質管理に係る部門（以下「品質部門」という。）を置かなければならない。

2　品質部門は，製造部門から独立していなければならない。

3　品質部門は，以下に掲げる組織を置かなければならない。

　　一　品質保証に係る業務を担当する組織

　　二　試験検査（製造業者等の他の試験検査設備を利用し又は第十一条の五の規定に従って他に委託して自己の責任において行う試験検査であって，当該利用又は委託につき支障がないと認められるものを含む。以下この章において同じ。）に係る業務を担当する組織

（製造管理者）

第五条　製造管理者は，次に掲げる業務を行わなければならない。

　　二　品質方針及び品質目標を達成するため，製造所において，製造管理，品質保証及び試験検査に係る業務（以

下「製造・品質関連業務」という。）が適正かつ円滑に行われるよう統括するとともに，医薬品品質システムが適切に運用されるよう管理すること。

二　医薬品品質システムの運用状況を確認するとともに，その改善を要するかどうかについて製造業者等に対して文書により報告すること。

三　原料，資材及び製品の規格並びに製造手順等が承認事項と相違することのないよう，品質保証に係る業務を担当する組織に管理させること。

四　品質不良その他製品品質に重大な影響が及ぶおそれがある場合においては，所要の措置が速やかにとられていること及びその進捗状況を確認し，必要に応じ，改善等所要の措置をとるよう指示すること。

2　製造業者等は，製造管理者が業務を行うに当たって支障を生ずることがないようにしなければならない。

（職員）

第六条　製造業者等は，製造・品質関連業務を適正かつ円滑に実施しうる能力を有する責任者（以下この章において単に「責任者」という。）を，製造所の組織，規模及び業務の種類等に応じ，適切に置かなければならない。

2　製造業者等は，製造所の組織，規模及び業務の種類等に応じ，適切な人数の責任者を配置しなければならない。

3　製造業者等は，製造・品質関連業務を適切に実施しうる能力を有する人員を十分に確保しなければならない。

4　製造業者等は，製造・品質関連業務に従事する職員（製造管理者及び責任者を含む。）の責務及び管理体制を文書により適切に定めなければならない。

（医薬品製品標準書）

第七条　製造業者等は，医薬品に係る製品（中間製品を除く。）に関して次に掲げる事項について記載した文書（以下「医薬品製品標準書」という。）を当該製品の製造に係る製造所ごとに作成し，品質部門の承認を受け，当該製造所に適切に備え置かなければならない。

一　承認事項のうち，当該製造所における製造方法，規格及び試験方法その他の必要な事項

二　法第四十二条第一項の規定により定められた基準その
　　他薬事に関する法令又はこれに基づく命令若しくは処
　　分のうち品質に関する事項
　三　製造手順（第一号の事項を除く。）
　四　その他所要の事項

（手順書等）
第八条　製造業者等は，製造所ごとに，次に掲げる手順につ
　いて記載した文書（以下「手順書」という。）を作成し，
　これを当該製造所に適切に備え置かなければならない。
　一　構造設備及び職員の衛生管理に関する手順
　二　製造工程，製造設備，原料，資材及び製品の管理に関
　　する手順
　三　試験検査設備及び検体の管理その他適切な試験検査の
　　実施に必要な手順
　四　安定性モニタリングに関する手順
　五　製品品質の照査に関する手順
　六　原料及び資材（以下「原料等」という。）の供給者の
　　管理に関する手順
　七　製造業者等の委託を受けて試験検査その他の製造・品
　　質関連業務の一部を行う他の事業者（以下「外部委託
　　業者」という。）の管理に関する手順
　八　製造所からの出荷の管理に関する手順
　九　バリデーションに関する手順
　十　第十四条の変更の管理に関する手順
　十一　第十五条の逸脱の管理に関する手順
　十二　第十六条の品質情報及び品質不良等の処理に関する
　　　手順
　十三　回収等の処理に関する手順
　十四　自己点検に関する手順
　十五　教育訓練に関する手順
　十六　文書及び記録の作成，改訂及び保管に関する手順
　十七　その他適正かつ円滑な製造・品質関連業務に必要な
　　　手順
　2　製造業者等は，医薬品製品標準書及び手順書（以下この
　　章において「手順書等」と総称する。）並びにこの章に
　　規定する記録について，その信頼性を継続的に確保する

<u>ため，第二十条第二項各号に掲げる業務の方法に関する
事項を，文書により定めなければならない。</u>

（交叉汚染の防止）
<u>第八条の二　製造業者等は，医薬品に係る製品の交叉汚染を
防止するため，製造手順等について所要の措置をとらなけ
ればならない。</u>

（構造設備）
第九条　医薬品に係る製品の製造所の構造設備は，次に定め
るところに適合するものでなければならない。
　一　手順書等に基づき，その用途に応じ適切に清掃及び保
　　守が行われ，必要に応じ滅菌され，また，その記録が
　　作成され，保管されていること。
　二　製品等により有毒ガスを取り扱う場合においては，そ
　　の処理に要する設備を有すること。
　三　作業所のうち作業室は，製品の種類，<u>剤形</u>及び製造工
　　程に応じ，じんあい又は微生物による汚染を防止する
　　のに必要な構造及び設備を有していること。ただし，
　　製造設備等の有する機能によりこれと同程度の効果を
　　得られる場合においては，この限りでない。
　四　作業所のうち，原料の秤量作業，製品の調製作業，<u>充</u>
　　<u>填</u>作業又は<u>閉塞</u>作業を行う作業室は，当該作業室の職
　　員以外の者の通路とならないように造られているこ
　　と。ただし，当該作業室の職員以外の者による製品への
　　汚染のおそれがない場合においては，この限りでない。
　五　<u>次に掲げる場合においては，製品等を取り扱う作業室</u>
　　<u>（密閉容器に収められた製品等のみを取り扱う作業室</u>
　　<u>及び製品等から採取された検体のみを取り扱う作業室</u>
　　<u>を除く。次項において同じ。）を専用とし，かつ，空</u>
　　<u>気処理システムを別系統にする等の当該製品等の漏出</u>
　　<u>を防止する適切な措置がとられていること。</u>
　　イ　<u>飛散しやすく，微量で過敏症反応を示す製品等を取</u>
　　　<u>り扱う場合</u>
　　ロ　<u>交叉汚染することにより他の製品等に重大な影響が</u>
　　　<u>及ぶおそれのある製品等（強い薬理作用又は毒性を</u>
　　　<u>有するものを含む。）を取り扱う場合であって，交</u>

197

又汚染を防止する適切な措置をとることができない
　　　場合
　六　製品の製造に必要な質及び量の水（設備及び器具並び
　　に容器の洗浄水を含む。）を供給する設備を有すること。
2　製品等を取り扱う作業室で，この省令が適用されない物
　品の製造作業を行ってはならない。ただし，あらかじめ
　検証された工程又は清浄化によって当該物品の成分を適
　切に不活化又は除去し，医薬品に係る製品との交叉汚染
　を防止する適切な措置をとる場合（次に掲げる場合を除
　く。）においては，この限りでない。
　一　当該物品の製造作業において，飛散しやすく，微量で
　　過敏症反応を示す物質を取り扱う場合
　二　当該物品が人の身体に使用されることが目的とされて
　　いないものであって，かつ，その成分が強い薬理作用
　　及び毒性を有しないことが明らかでない場合

（製造管理）
第十条　製造業者等は，製造部門に，手順書等に基づき，次
　に掲げる製造管理に係る業務を適切に行わせなければなら
　ない。
　一　製造工程における指示事項，注意事項その他必要な事
　　項を記載した文書（以下「製造指図書」という。）を
　　作成し，これを保管すること。
　二　製造部門の責任者が，製造指図書に基づき，製品の製
　　造作業に従事する職員に対して当該作業を指示すること。
　三　製造指図書に基づき，製品の製造作業を行うこと。ま
　　た，ロットを構成する製品については，原則として，
　　一の製造指図書に基づいて製造された製品の一群が一
　　のロットとなるよう製造作業を行うこと。
　四　製造に関する記録をロットごと（ロットを構成しない
　　製品等については製造番号ごと。第二十八条第一項を
　　除き，以下同じ。）に作成し，これを保管すること。
　五　製品等についてはロットごとに，資材については管理
　　単位ごとに，それが適正である旨を確認するとともに，
　　その結果に関する記録を作成し，これを保管すること。
　六　製品等についてはロットごとに，資材については管理
　　単位ごとに適正に保管し，出納を行うとともに，その

198

記録を作成し、これを保管すること。

七　構造設備の清浄を確認するとともに、その結果に関する記録を作成し、これを保管すること。

八　職員の衛生管理を行うとともに、その記録を作成し、これを保管すること。

九　構造設備を定期的に点検整備するとともに、その記録を作成し、これを保管すること。また、計器の校正を適切に行うとともに、その記録を作成し、これを保管すること。

十　製造、保管及び出納並びに衛生管理に関する記録により製造管理が適切に行われていることを確認し、その結果を品質保証に係る業務を担当する組織に対して文書により報告すること。

十一　その他製造管理のために必要な業務

（品質管理）
第十一条　製造業者等は、品質部門に、手順書等に基づき、次に掲げる品質保証及び試験検査に係る業務を計画的かつ適切に行わせなければならない。

一　製品等についてはロットごとに、資材については管理単位ごとに試験検査を行うのに必要な検体を採取するとともに、その記録を作成し、これを保管すること。

二　採取した検体及びその試験検査用の標準品を適切に保管すること。

三　品質部門の責任者が、原料、資材及び製品の試験検査に従事する職員に対して、当該作業につき文書により指示すること。

四　採取した検体について、前号の文書に基づき、製品等についてはロットごとに、資材については管理単位ごとに試験検査を行うとともに、その記録を作成し、これを保管すること。

五　最終製品（ロットを構成するものに限る。）について、ロットごとに所定の試験検査に必要な量の二倍以上の量を参考品として、製造された日から当該製品の有効期間に一年（放射性医薬品の最終製品にあっては六月又は品質リスクマネジメントに基づく適切な日数）を加算した期間適切な保管条件の下で保管すること。ま

199

た，保存品を当該参考品と同期間保管すること。

六　医薬品に係る製品の製造に使用した原料等のうち当該
　　製品の品質に影響を及ぼすものについて，原料にあっ
　　てはロットごとに所定の試験検査に必要な量の二倍以
　　上の量を，資材にあっては管理単位ごとに所定の試験
　　検査に必要な量を，それぞれ参考品として，当該製品
　　の出荷を判定した日から二年間（放射性医薬品に係る
　　製品の原料にあっては当該原料の安定性に基づく適切
　　な期間）適切な保管条件の下で保管すること。

七　試験検査に関する設備及び器具を定期的に点検整備す
　　るとともに，その記録を作成し，これを保管すること。
　　また，試験検査に関する計器の校正を適切に行うとと
　　もに，その記録を作成し，これを保管すること。

八　第四号の試験検査の結果の判定を行い，その結果を製
　　造部門に対して文書により報告すること。また，当該
　　試験検査について，規格に適合しない結果となった場
　　合においては，その原因を究明し，所要の是正措置及
　　び予防措置をとるとともに，その記録を作成し，これ
　　を保管すること。

九　その他品質保証及び試験検査のために必要な業務。

2　輸入先国における製造管理及び品質管理の基準並びにこ
　れらの基準に対する適合性の確認に関する手続が我が国
　のものと同等であると認められる場合においては，製造
　業者は，輸入製品に係る前項第四号に規定する試験検査
　（外観検査を除く。）を，当該輸入製品について輸入先国
　の外国製造業者が行った試験検査の記録を確認すること
　をもって代えることができる。この場合において，製造
　業者は，品質保証に係る業務を担当する組織に，次に掲
　げる業務を適切に行わせなければならない。

一　当該輸入製品が，当該外国製造業者の製造所において，
　　適切な製造手順等により製造されていることを定期的
　　に確認すること。

二　当該外国製造業者の製造所が，その国における製造管
　　理及び品質管理に関する基準に適合していることを定
　　期的に確認すること。

三　前二号の確認の記録を作成し，これを保管すること。

四　当該輸入製品について当該外国製造業者が行った試験

検査の記録を確認するとともに，その確認の記録を作成し，これを保管すること。

3 製造業者等は，品質保証に係る業務を担当する組織に，手順書等に基づき，前条第十号の規定により製造部門から報告された製造管理に係る確認の結果をロットごとに確認させなければならない。

（安定性モニタリング）

第十一条の二 最終製品たる医薬品の製造業者等は，当該医薬品について，品質部門に，手順書等に基づき，次に掲げる安定性モニタリングに係る業務を計画的かつ適切に行わせなければならない。

一 品質リスクを特定し，評価を行った結果に基づいて，安定性モニタリングを行う医薬品を適切に選定し，必要量の検体を採取すること。

二 当該医薬品の規格のうち保存により影響を受けやすい項目及び当該規格に適合しない場合に当該医薬品の有効性又は安全性に影響を及ぼすと考えられる項目を，試験検査の項目として選定すること。

三 第一号の検体を保管し，前号の項目について，適切な間隔で試験検査を行うこと。

四 前号の試験検査の結果に基づき，当該医薬品の品質への影響を評価すること。

五 前各号の業務に係る記録を作成し，これを保管すること。

2 最終製品たる医薬品の製造業者等は，前項第四号の評価の結果から，当該医薬品の規格に適合しない場合又はそのおそれがある場合においては，当該医薬品に係る製造販売業者に対する速やかな連絡，医薬品の回収の判断に必要な情報の提供等，所要の措置をとるとともに，当該措置に係る記録を作成し，これを保管しなければならない。

（製品品質の照査）

第十一条の三 製造業者等は，品質保証に係る業務を担当する組織に，手順書等に基づき，次に掲げる業務を適切に行わせなければならない。

一 製造工程並びに原料，資材及び製品の規格の妥当性を検証することを目的として，定期的又は随時に，製品

こと。

2　製造業者等は，前項第三号の確認により品質不良又はそ
　　のおそれが判明した場合には，品質保証に係る業務を担
　　当する組織に，手順書等に基づき，当該事項を製造管理
　　者に対して文書により報告させなければならない。また，
　　当該品質情報に関連する製品に係る製造販売業者に対す
　　る速やかな連絡，医薬品の回収の判断に必要な情報の提
　　供等，所要の措置をとるとともに，当該措置に係る記録
　　を作成し，これを保管しなければならない。

（回収等の処理）

第十七条　製造業者等は，回収された製品を保管する場合に
　　おいては，あらかじめ指定した者に，手順書等に基づき，
　　次に掲げる業務を行わせなければならない。

一　回収された製品を区分して一定期間保管した後，適切
　　に処理すること。

二　回収された製品の内容を記載した保管及び処理の記録
　　を作成し，これを保管するとともに，品質保証に係る
　　業務を担当する組織及び製造管理者に対して文書によ
　　り報告すること。

2　使用又は出荷に不適とされた原料，資材及び製品の保管
　　及び処理については，前項の規定を準用する。

（自己点検）

第十八条　製造業者等は，あらかじめ指定した者に，手順書等
　　に基づき，次に掲げる業務を行わせなければならない。

一　製造・品質関連業務について定期的に自己点検を行う
　　こと。

二　自己点検の結果を品質保証に係る業務を担当する組織
　　及び製造管理者に対して文書により報告すること。

三　自己点検の結果の記録を作成し，これを保管すること。

2　製造業者等は，前項第一号の自己点検の結果に基づき，
　　製造・品質関連業務に関し改善が必要な場合においては，
　　所要の措置をとるとともに，当該措置の記録を作成し，
　　これを保管すること。

（教育訓練）

第十九条　製造業者等は，あらかじめ指定した者に，手順書等に基づき，次に掲げる業務を行わせなければならない。

　　一　製造・品質関連業務に従事する職員に対して，製造管理及び品質管理に関する必要な教育訓練を計画的に実施すること。

　　二　教育訓練の実施状況を品質保証に係る業務を担当する組織及び製造管理者に対して文書により報告すること。

　　三　教育訓練の実施の記録を作成し，これを保管すること。

　　四　教育訓練の実効性を定期的に評価し，必要に応じて改善を図るとともに，その記録を作成し，これを保管すること。

（文書及び記録の管理）

第二十条　製造業者等は，この章に規定する文書及び記録について，あらかじめ指定した者に，手順書等に基づき，次に掲げる業務を行わせなければならない。

　　一　文書を作成し，又は改訂する場合においては，承認，配付，保管等を行うこと。

　　二　手順書等を作成し，又は改訂するときは，当該手順書等にその日付を記載するとともに，それ以前の改訂に係る履歴を保管すること。

　　三　この章に規定する文書及び記録を，作成の日（手順書等については使用しなくなった日）から五年間（ただし，当該記録に係る製品の有効期間に一年を加算した期間が五年より長い場合においては，教育訓練に係る記録を除き，その有効期間に一年を加算した期間）保管すること。

２　製造業者等は，手順書等及びこの章に規定する記録について，あらかじめ指定した者に，第八条第二項に規定する文書に基づき，次に掲げる業務を行わせなければならない。

　　一　作成及び保管すべき手順書等並びに記録に欠落がないよう，継続的に管理すること。

　　二　作成された手順書等及び記録が正確な内容であるよう，継続的に管理すること。

　　三　他の手順書等及び記録の内容との不整合がないよう，

継続的に管理すること。

　四　手順書等若しくは記録に欠落があった場合又はその内
　　　容に不正確若しくは不整合な点が判明した場合におい
　　　ては，その原因を究明し，所要の是正措置及び予防措
　　　置をとること。

　五　その他手順書等及び記録の信頼性を確保するために必
　　　要な業務

　六　前各号の業務に係る記録を作成し，これを保管すること。

第二節　原薬たる医薬品の製造管理及び品質管理

（品質管理）

第二十一条　原薬たる医薬品の製造業者等は，当該医薬品に
　ついて，品質部門に，手順書等に基づきロットごとに所定
　の試験検査に必要な量の二倍以上の量を参考品として，製
　造された日から，次の各号に掲げる期間適切な保管条件の下
　で保管させなければならない。

　一　有効期間に代えてリテスト日が設定されている医薬品
　　　（原薬たる放射性医薬品を除く。）にあっては，そのリ
　　　テスト日までの期間又はその製造所からの出荷が完了
　　　した日から三年間のいずれか長い期間

　二　前号に掲げるもの以外の医薬品にあっては，その有効
　　　期間に一年（当該医薬品が原薬たる放射性医薬品であ
　　　る場合は六月又は品質リスクマネジメントに基づく適
　　　切な日数）を加算した期間

（安定性モニタリング）

第二十一条の二　原薬たる医薬品の製造業者等は，当該医薬
　品について，品質部門に，手順書等に基づき，次に掲げる
　安定性モニタリングに係る業務を計画的かつ適切に行わせ
　なければならない。

　一　品質リスクを特定し，評価を行った結果に基づいて，
　　　安定性モニタリングを行う医薬品を適切に選定し，必
　　　要量の検体を採取すること。

　二　当該医薬品の規格のうち保存により影響を受けやすい
　　　項目及び当該規格に適合しない場合に当該医薬品の有
　　　効性又は安全性に影響を及ぼすと考えられる項目を，
　　　試験検査の項目として選定すること。

三　第一号の検体を保管し，前号の項目について，適切な
　　間隔で試験検査を行うこと。
四　前号の試験検査の結果に基づき，当該医薬品の品質へ
　　の影響を評価すること。
五　前各号の業務に係る記録を作成し，これを保管すること。
2　原薬たる医薬品の製造業者等は，前項第四号の評価の結
　果から，当該医薬品の規格に適合しない場合又はそのお
　それがある場合においては，当該医薬品に係る製造販売
　業者に対する速やかな連絡，医薬品の回収の判断に必要
　な情報の提供等，所要の措置をとるとともに，当該措置
　に係る記録を作成し，これを保管しなければならない。

（文書及び記録の管理）
第二十二条　製造業者等は，原薬たる医薬品に係る製品を製
　造する場合においては，第二十条第一項第三号の規定にか
　かわらず，この章に規定する文書及び記録であって当該製
　品に係るものについては，作成の日（手順書等については
　使用しなくなった日）から次の各号に掲げる期間（ただし，
　教育訓練に係る記録にあっては，その作成日から五年間）
　保管しなければならない。
一　ロットを構成する医薬品のうち，有効期間に代えてリ
　　テスト日が設定されているものに係る文書及び記録に
　　あっては，当該文書及び記録に係る医薬品のロットの
　　リテスト日までの期間又は当該ロットの製造所からの
　　出荷が完了した日以後三年間のいずれか長い期間
二　前号に掲げるもの以外の医薬品に係る文書及び記録に
　　あっては，当該医薬品の有効期間に一年を加算した期間

第三節　無菌医薬品の製造管理及び品質管理
（無菌医薬品の製造所の構造設備）
第二十三条　施行規則第二十五条第一項第三号の区分の製造
　業者及び施行規則第三十五条第一項第三号の区分の外国製
　造業者の製造所の構造設備は，第九条第一項に規定するも
　ののほか，次に定めるところに適合するものでなければな
　らない。
一　作業所のうち，作業室又は作業管理区域は，無菌医薬
　　品に係る製品の種類，剤形及び製造工程に応じ，清浄

の程度を維持管理できる構造及び設備を有すること。

二　洗浄後の容器の乾燥作業又は滅菌作業を行う作業室は
　　専用であること。ただし，洗浄後の容器が汚染される
　　おそれがない場合においては，この限りでない。

三　作業室は次に定めるところに適合するものであること。

　イ　洗浄後の容器の乾燥及び保管を適切に行うために必
　　　要な設備を有すること。

　ロ　無菌医薬品に係る製品の種類に応じ，その製造に必
　　　要な滅菌装置を備えていること。

　ハ　無菌操作を行う区域は，フィルターにより処理され
　　　た清浄な空気を供し，かつ，適切な差圧管理を行う
　　　ために必要な構造設備を有すること。

　ニ　注射剤に係る製品を製造する場合においては，無菌
　　　性保証に影響を及ぼす接液部の配管等は，洗浄が容
　　　易で，かつ，滅菌が可能な設備を有すること。

四　薬剤の調製作業，充填作業，又は製品の滅菌のために
　　行う調製作業以降の作業（表示及び包装作業を除く。）
　　を行う作業室又は作業管理区域は，次に定めるところ
　　に適合するものであること。

　イ　非無菌医薬品の作業所と区別されていること。

　ロ　調製作業を行う作業室及び充填作業又は閉塞作業を
　　　行う作業室は専用であること。

　ハ　ロの作業を行う職員の専用の更衣室を有すること。

五　無菌医薬品に係る製品の製造に必要な蒸留水等を供給
　　する設備は，異物又は微生物による蒸留水等の汚染を
　　防止するために必要な構造であること。

（製造管理）

第二十四条　製造業者等は，無菌医薬品に係る製品を製造す
　る場合においては，製造部門に，第十条に規定する業務の
　ほか，手順書等に基づき，次に掲げる製造管理に係る業務
　を適切に行わせなければならない。

一　作業区域については，製造する無菌医薬品に係る製品
　　の種類，剤形，特性，製造工程及び当該区域で行う作
　　業内容等に応じて，清浄の程度等作業環境の管理の程
　　度を適切に設定し，管理すること。

二　原料，資材及び製品については，製造する無菌医薬品

に係る製品の種類, 剤形, 特性, 製造工程等に応じて, 微生物等の数等必要な管理項目を適切に設定し, 管理すること。

三 製造工程において, 原料, 資材及び製品の微生物等による汚染等を防止するために必要な措置をとること。

四 製造する無菌医薬品に係る製品の種類, 剤形, 特性, 製造工程等に応じて, 製品の無菌性を保証するために重要な工程等については, 工程管理のために必要な管理値を適切に定め, 管理すること。

五 製造用水については, その用途に応じ, 所要の微生物学的項目及び物理化学的項目に係る管理値を適切に定め, 管理すること。

六 次に定めるところにより, 職員の衛生管理を行うこと。

　イ 製造作業に従事する職員以外の者の作業所への立入りをできる限り制限すること。

　ロ 動物組織原料の加工, 微生物の培養等 (その製造工程において原料及び材料として使用されているものを除く。) に係る作業に従事する職員による汚染の防止のための厳重な手順を定め, これを遵守する場合を除き, 無菌医薬品に係る製品の作業区域に立入りさせないこと。

　ハ 現に作業が行われている清浄区域又は無菌区域への職員の立入りをできる限り制限すること。

七 次に定めるところにより, 清浄区域又は無菌区域で作業する職員の衛生管理を行うこと。)

　イ 製造作業に従事する職員が清浄区域又は無菌区域へ立入る際には, 当該区域の管理の程度に応じて, 更衣等を適切に行わせること。

　ロ 職員が原料, 資材及び製品を微生物等により汚染するおそれのある健康状態 (皮膚若しくは毛髪の感染症若しくは風邪にかかっている場合, 負傷している場合又は下痢若しくは原因不明の発熱等の症状を呈している場合を含む。以下同じ。) にある場合においては, 申告を行わせること。

(教育訓練)

第二十五条 製造業者等は, 無菌医薬品に係る製品を製造す

る場合においては，あらかじめ指定した者に，第十九条に規定する業務のほか，手順書等に基づき，次に掲げる業務を行わせなければならない。

一　製造または試験検査に従事する職員に対して，無菌医薬品に係る製品の　製造のために必要な衛生管理，微生物学その他必要な教育訓練を実施すること。

二　清浄区域及び無菌区域等での作業に従事する職員に対して，微生物等による汚染を防止するために必要な措置に関する教育訓練を実施すること。

第三章　医薬部外品製造業者等の製造所における製造管理及び品質管理

第一節　通則

（製造部門及び品質部門）

第三十二条　製造業者等は，製造所ごとに，法第十七条第十項に規定する責任技術者又は法第十三条の三第一項の認定を受けた製造所の責任者若しくは当該外国製造業者があらかじめ指定した者（以下「責任技術者」と総称する。）の監督の下に，製造部門及び品質部門を置かなければならない。

2　品質部門は，製造部門から独立していなければならない。

（責任技術者）

第三十三条　責任技術者は，次に掲げる業務を行わなければならない。

一　製造管理及び品質管理に係る業務（以下「製造・品質管理業務」という。）を統括し，その適正かつ円滑な実施が図られるよう管理監督すること。

二　品質不良その他製品品質に重大な影響が及ぶおそれがある場合においては，所要の措置が速やかにとられていること及びその進捗状況を確認し，必要に応じ，改善等所要の措置をとるよう指示すること。

2　製造業者等は，責任技術者が業務を行うに当たって支障を生ずることがないようにしなければならない。

（職員）

第三十四条　製造業者等は，製造・品質管理業務を適正かつ円滑に実施しうる能力を有する責任者（以下この章において単に「責任者」という。）を，製造所の組織及び規模及び業務の種類等に応じ，適切に置かなければならない。

2　製造業者等は，製造所の組織，規模及び業務の種類等に応じ，適切な人数の責任者を配置しなければならない。

3　製造業者等は，製造・品質管理業務を適切に実施しうる能力を有する人員を十分に確保しなければならない。

4　製造業者等は，製造・品質管理業務に従事する職員（責任技術者及び責任者を含む。）の責務及び管理体制を文書により適切に定めなければならない。

（医薬部外品製品標準書）

第三十五条　製造業者等は，医薬部外品に係る製品（中間製品を除く。）に関して次に掲げる事項について記載した文書（以下「医薬部外品製品標準書」という。）を当該製品の製造に係る製造所ごとに作成し，品質部門の承認を受け，当該製造所に適切に備え置かなければならない。

一　承認事項のうち，当該製造所における製造方法，規格及び試験方法その他必要な事項

二　法第四十二条第二項の規定により定められた基準その他薬事に関する法令又はこれに基づく命令若しくは処分のうち品質に関する事項

三　製造手順（第一号の事項を除く。）

四　その他所要の事項

（手順書）

第三十六条　製造業者等は，製造所ごとに，次に掲げる手順について記載した手順書を作成し，これを当該製造所に適切に備え置かなければならない。

二　構造設備及び職員の衛生管理に関する手順

二　製造工程，製造設備，原料，資材及び製品の管理に関する手順

三　試験検査設備及び検体の管理その他適切な試験検査の実施に必要な手順

四　製造所からの出荷の管理に関する手順

（構造設備）

第三十七条　医薬部外品に係る製品の製造所の構造設備は，
次に定めるところに適合するものでなければならない。

　　一　医薬部外品製品標準書及び手順書（以下この章におい
　　　て「手順書等」と総称する。）に基づき，その用途に
　　　応じ適切に清掃及び保守が行われ，必要に応じ滅菌さ
　　　れ，また，その記録が作成され，保管されていること。

　　二　製品等により有毒ガスを取り扱う場合においては，そ
　　　の処理に要する設備を有すること。

　　三　作業所のうち作業室は，製品の種類，剤形及び製造工
　　　程に応じ，じんあい又は微生物による汚染を防止する
　　　のに必要な構造及び設備を有していること。ただし，
　　　製造設備等の有する機能によりこれと同程度の効果を
　　　得られる場合においては，この限りでない。

　　四　作業所のうち，原料の秤量作業，製品の調製作業，充
　　　填作業又は閉塞作業を行う作業室は，当該作業室の職
　　　員以外の者の通路とならないように造られているこ
　　　と。ただし，当該作業室の職員以外の者による製品への
　　　汚染のおそれがない場合においては，この限りでない。

　　五　製品の製造に必要な質及び量の水（設備及び器具並び
　　　に容器の洗浄水を含む。）を供給する設備を有すること。

（製造管理）

第三十八条　製造業者等は，製造部門に，手順書等に基づき，
次に掲げる製造管理に係る業務を適切に行わせなければな

214

らない。

二　製造指図書を作成し，これを保管すること。

二　製造指図書に基づき，製品の製造作業を行うこと。

三　製造に関する記録をロットごとに作成し，これを保管すること。

四　製品等についてはロットごとに，資材については管理単位ごとに，それが適正である旨を確認するとともに，その結果に関する記録を作成し，これを保管すること。

五　製品等についてはロットごとに，資材については管理単位ごとに適正に保管し，出納を行うとともに，その記録を作成し，これを保管すること。

六　構造設備の清浄を確認するとともに，その結果に関する記録を作成し，これを保管すること。

七　職員の衛生管理を行うとともに，その記録を作成し，これを保管すること。

八　構造設備を定期的に点検整備するとともに，その記録を作成し，これを保管すること。また，計器の校正を適切に行うとともに，その記録を作成し，これを保管すること。

九　製造，保管及び出納並びに衛生管理に関する記録により製造管理が適切に行われていることを確認し，その結果を品質部門に対して文書により報告すること。

十　その他製造管理に必要な業務

（品質管理）

第三十九条　製造業者等は，品質部門に，手順書等に基づき，次に掲げる品質管理に係る業務を計画的かつ適切に行わせなければならない。

一　製品等についてはロットごとに，資材については管理単位ごとに試験検査を行うのに必要な検体を採取するとともに，その記録を作成し，これを保管すること。

二　採取した検体について，製品等についてはロットごとに，資材については管理単位ごとに試験検査（当該製造業者等の他の試験検査設備又は他の試験検査機関を利用して自己の責任において行う試験検査であって，当該利用につき支障がないと認められるものを含む。以下この章において同じ。）を行うとともに，その記

録を作成し，これを保管すること。

三　最終製品（ロットを構成するものに限る。）について，ロットごとに所定の試験検査に必要な量の二倍以上の量を参考品として，製造された日から当該製品の有効期間に一年を加算した期間適切な保管条件の下で保管すること。

四　試験検査に関する設備及び器具を定期的に点検整備するとともに，その記録を作成し，これを保管すること。また，試験検査に関する計器の校正を適切に行うとともに，その記録を作成し，これを保管すること。

五　第二号の試験検査の結果の判定を行い，その結果を製造部門に対して文書により報告すること。

六　その他品質管理のために必要な業務

2　輸入先国における製造管理及び品質管理の基準並びにこれらの基準に対する適合性の確認に関する手続が我が国のものと同等であると認められる場合においては，製造業者は，輸入製品に係る前項第二号に規定する試験検査（外観検査を除く。）を，当該輸入製品について輸入先国の外国製造業者が行った試験検査の記録を確認することをもって代えることができる。この場合において，製造業者は，品質部門に，次に掲げる業務を適切に行わせなければならない。

一　当該輸入製品が，当該外国製造業者の製造所において，適切な製造手順等により製造されていることを定期的に確認すること。

二　当該外国製造業者の製造所が，その国における製造管理及び品質管理に関する基準に適合していることを定期的に確認すること。

三　前二号の確認の記録を作成し，これを保管すること。

四　当該輸入製品について当該外国製造業者が行った試験検査の記録を確認するとともに，その確認の記録を作成し，これを保管すること。

3　製造業者等は，品質部門に，手順書等に基づき，前条第九号の規定により製造部門から報告された製造管理に係る確認の結果をロットごとに確認させなければならない。

（製造所からの出荷の管理）

第四十条　製造業者等は，品質部門に，手順書等に基づき，製造管理及び品質管理の結果を適切に評価し，製品の製造所からの出荷の可否を決定する業務を行わせなければならない。

2　前項の業務を行う者は，当該業務を適正かつ円滑に実施しうる能力を有する者でなければならない。

3　製造業者等は，第一項の業務を行う者が当該業務を行うに当たって，支障が生ずることがないようにしなければならない。

4　製造業者等は，第一項の決定が適正に行われるまで製造所から製品を出荷してはならない。

（バリデーション）

第四十一条　製造業者等は，あらかじめ指定した者に，手順書等に基づき，次に掲げる業務を行わせなければならない。

一　次に掲げる場合においてバリデーションを行うこと。

　　イ　当該製造所において新たに医薬部外品の製造を開始する場合

　　ロ　製造手順等について製品品質に大きな影響を及ぼす変更がある場合

　　ハ　その他製品の製造管理及び品質管理を適切に行うため必要と認められる場合

二　バリデーションの計画及び結果を品質部門に対して文書により報告すること。

2　製造業者等は，前項第一号のバリデーションの結果に基づき，製造管理又は品質管理に関し改善が必要な場合においては，所要の措置をとるとともに，当該措置の記録を作成し，これを保管しなければならない。

（変更の管理）

第四十二条　製造業者等は，製造手順等について変更を行う場合においては，あらかじめ指定した者に，手順書等に基づき，次に掲げる業務を行わせなければならない。

一　当該変更による製品品質への影響を評価し，その評価の結果から当該変更が製品品質に影響を及ぼす場合又はそのおそれがあるあ場合には，当該変更を行うこと

217

について品質部門の承認を受けるとともに，その記録
　　　を作成し，これを保管すること。
　二　前号の規定により品質部門の承認を受けて変更を行う
　　　ときは，関連する文書の改訂，職員の教育訓練その他
　　　所要の措置を採ること。

（逸脱の管理）
第四十三条　製造業者等は，逸脱が生じた場合においては，
　あらかじめ指定した者に，手順書等に基づき，次に掲げる
　業務を行わせなければならない。
　一　逸脱の内容を記録すること。
　二　重大な逸脱が生じた場合においては，次に掲げる業務
　　　を行うこと。
　　イ　逸脱による製品品質への影響を評価し，所要の措置
　　　　をとること。
　　ロ　イに規定する評価の結果及び措置について記録を作
　　　　成し，保管するとともに，品質部門に対して文書に
　　　　より報告すること。
　　ハ　ロの規定により報告された評価の結果及び措置につ
　　　　いて，品質部門の確認を受けること。
　2　製造業者等は，品質部門に，手順書等に基づき，前項第
　　二号ハにより確認した記録を作成させ，保管させるとと
　　もに，同号ロの記録とともに，責任技術者に対して文書
　　により適切に報告させなければならない。

（品質情報及び品質不良等の処理）
第四十四条　製造業者等は，製品に係る品質情報を得たとき
　は，その品質情報に係る事項が当該製造所に起因するもの
　でないことが明らかな場合を除き，あらかじめ指定した者
　に，手順書等に基づき，次に掲げる業務を行わせなければ
　ならない。
　一　当該品質情報に係る事項の原因を究明し，製造・品質
　　　管理業務に関し改善が必要な場合においては，所要の
　　　措置をとること。
　二　当該品質情報の内容，原因究明の結果及び改善措置を
　　　記載した記録を作成し，これを保管するとともに，品
　　　質部門に対して文書により速やかに報告すること。

三　前号の報告により，品質部門の確認を受けること。

　2　製造業者等は，前項第三号の確認により品質不良又はそのおそれが判明した場合には，品質部門に，手順書等に基づき，当該事項を責任技術者に対して文書により報告させなければならない。

（回収処理）

第四十五条　製造業者等は，回収された製品を保管する場合においては，あらかじめ指定した者に，手順書等に基づき，次に掲げる業務を行わせなければならない。

　　一　回収された製品を区分して一定期間保管した後，適切に処理すること。

　　二　回収された製品の内容を記載した保管及び処理の記録を作成し，これを保管するとともに，品質部門及び責任技術者に対して文書により報告すること。ただし，当該回収に至った理由が当該製造所に起因するものでないことが明らかな場合においては，この限りでない。

（自己点検）

第四十六条　製造業者等は，あらかじめ指定した者に，手順書等に基づき，次に掲げる業務を行わせなければならない。

　　一　製造・品質管理業務について定期的に自己点検を行うこと。

　　二　自己点検の結果を責任技術者に対して文書により報告すること。

　　三　自己点検の結果の記録を作成し，これを保管すること。

　2　製造業者等は，前項第一号の自己点検の結果に基づき，製造・品質管理業務に関し改善が必要な場合においては，所要の措置をとるとともに，当該措置の記録を作成し，これを保管すること。

（教育訓練）

第四十七条　製造業者等は，あらかじめ指定した者に，手順書等に基づき，次に掲げる業務を行わせなければならない。

　　一　製造・品質管理業務に従事する職員に対して，製造管理及び品質管理に関する必要な教育訓練を計画的に実施すること。

　　イ　非無菌医薬部外品の作業所と区別されていること。
　　ロ　調製作業を行う作業室及び充填作業又は閉塞作業を
　　　行う作業室は専用であること。
　　ハ　ロの作業を行う職員の専用の更衣室を有すること。
　五　無菌医薬部外品に係る製品の製造に必要な蒸留水等を
　　供給する設備は，異物又は微生物による蒸留水等の汚
　　染を防止するために必要な構造であること。

（製造管理）
第五十二条　製造業者等は，無菌医薬部外品に係る製品を製
　造する場合においては，製造部門に，第三十八条に規定す
　る業務のほか，手順書等に基づき，次に掲げる製造管理に
　係る業務を適切に行わせなければならない。
　一　作業区域については，製造する無菌医薬部外品に係る
　　製品の種類，剤形，特性，製造工程及び当該区域で行
　　う作業内容等に応じて，清浄の程度等作業環境の管理
　　の程度を適切に設定し，管理すること。
　二　原料，資材及び製品については，製造する無菌医薬部
　　外品に係る製品の種類，剤形，特性，製造工程等に応
　　じて，微生物等の数等必要な管理項目を適切に設定し，
　　管理すること。
　三　製造工程において，原料，資材及び製品の微生物等に
　　よる汚染等を防止するために必要な措置を採ること。
　四　製造する無菌医薬部外品に係る製品の種類，剤形，特
　　性，製造工程等に応じて，製品の無菌性を保証するた
　　めに重要な工程等については，工程管理のために必要
　　な管理値を適切に定め，管理すること。
　五　製造用水については，その用途に応じ，所要の微生物
　　学的項目及び物理化学的項目に係る管理値を適切に定
　　め，管理すること。
　六　次に定めるところにより，職員の衛生管理を行うこと。
　　イ　製造作業に従事する職員以外の者の作業所への立入
　　　りをできる限り制限すること。
　　ロ　現に作業が行われている清浄区域又は無菌区域への
　　　職員の立入りをできる限り制限すること。
　七　次に定めるところにより，清浄区域又は無菌区域で作
　　業する職員の衛生管理を行うこと。

イ　製造作業に従事する職員が清浄区域又は無菌区域へ
立入る際には，当該区域の管理の程度に応じて，更
衣等を適切に行わせること。

ロ　職員が原料，資材及び製品を微生物等により汚染す
るおそれのある健康状態にある場合においては，申
告を行わせること。

（教育訓練）

第五十三条　製造業者等は，無菌医薬部外品に係る製品を
製造する場合においては，あらかじめ指定した者に，第
四十七条に規定する業務のほか，手順書等に基づき，次に
掲げる業務を行わせなければならない。

一　製造又は試験検査に従事する職員に対して，無菌医薬
部外品に係る製品の製造のために必要な衛生管理，微
生物学その他必要な教育訓練を実施すること。

二　清浄区域及び無菌区域等での作業に従事する職員に対
して，微生物等による汚染を防止するために必要な措
置に関する教育訓練を実施すること。

資料2　改正 GMP 省令に係る施行通知（逐条解説等）（抜粋）

薬生監麻発 0428 第2号
令和3年4月28日

各都道府県衛生主管部（局）長　殿

　　　厚生労働省医薬・生活衛生局監視指導・麻薬対策課長
　　　　　　　　　　　　　　　　　　　　　（公印省略）

医薬品及び医薬部外品の製造管理及び品質管理の基準に関する省令の一部改正について

　医薬品及び医薬部外品の製造管理及び品質管理の基準に関して，医薬品及び医薬部外品の製造管理及び品質管理の基準に関する省令の一部を改正する省令（令和3年厚生労働省令第90号。以下「改正省令」という。）が本年4月28日に公布され，同年8月1日に施行されます。その改正の趣旨，主な内容及び具体的運用等については下記のとおりですので，御了知の上，貴管下の関係業者等に対して周知及び指導方お願いします。

　本通知の適用に伴って，「薬事法及び採血及び供血あつせん業取締法の一部を改正する法律の施行に伴う医薬品，医療機器等の製造管理及び品質管理（GMP/QMS）に係る省令及び告示の制定及び改廃について」（平成17年3月30日付け薬食監麻発第 0330001 号厚生労働省医薬食品局監視指導・麻薬対策課長通知）の記の第1章の第2の5.，同章の第6及び第3章並びに「医薬品及び医薬部外品の製造管理及び品質管理の基準に関する省令の取扱いについて」（平成25年8月30日付け薬食監麻発 0830 第1号厚生労働省医薬食品局監視指導・麻薬対策課長通知）の記の第1及び第2を廃止とします。なお，下記に掲げる法令の条項は全て本年8月1日時点の条項であることをご留意ください。

第1 改正の経緯，趣旨等

1. 製造所における医薬品（体外診断用医薬品を除く。以下同じ。）及び医薬部外品の製造管理及び品質管理の方法については，医薬品，医療機器等の品質，有効性及び安全性の確保等に関する法律（昭和35年法律第145号。以下「法」という。）第14条第2項第4号（法第19条の2第5項において準用する場合を含む。）の規定に基づき，医薬品及び医薬部外品の製造管理及び品質管理の基準に関する省令（平成16年厚生労働省令第179号。以下「GMP省令」という。）を定めている。

2. 厚生労働省，独立行政法人医薬品医療機器総合機構及び都道府県は，平成27年7月から医薬品査察協定・医薬品査察協同スキーム（以下「PIC/S」という。）に加盟している。医薬品の製造管理及び品質管理（以下「GMP」という。）に関して，PIC/SによるGMPガイドラインが国際標準となっており，「PIC/SのGMPガイドラインを活用する際の考え方について」（平成24年2月1日付け厚生労働省医薬食品局監視指導・麻薬対策課事務連絡）により，その活用を推進してきたところである。

3. 厚生労働省等が加盟して以降のPIC/SのGMPガイドラインの改訂，また，「GMP，QMS及びGCTPのガイドラインの国際整合化に関する研究」（平成29年度医薬品・医療機器等レギュラトリーサイエンス政策研究事業）の研究成果を踏まえて，今般，GMP省令について，一層の国際整合を図る観点等から，所要の改正を行ったものである。
   (1)医薬品に係る製品の製造における基本的な要求事項をGMP省令第2章第1節に，原薬たる医薬品に係る製品を製造する場合の追加的な要求事項を同章第2節に，医薬品，医療機器等の品質，有効性及び安全性の確保等に関する法律施行規則（昭和36年厚生省令第1号。以下「施行規則」という。）第25条第1項第3号又は第35条第1項第3号の区分の製造所（以下「無菌医薬品区分製造所」という。）における追加的な要求事項を同章第3節に，

法第2条第10項に規定する生物由来製品たる医薬品（以下「生物由来医薬品」という。）等に係る製品を製造する場合の追加的な要求事項を同章第4節に，生物由来医薬品のうち厚生労働大臣が指定するものに関する記録の保管の特例を同章第5節に，それぞれ規定したものであること。

(2)医薬部外品に係る製品の製造所における製造管理及び品質管理に関しては，改正省令による改正前のGMP省令第32条において準用していた第2章の各規定の内容を踏襲することを基本として，改正省令による改正後のGMP省令第3章の各規定を整備したものであること。

(3)製造所の構造設備について，その製造所における製造工程等に応じて要否を判断する事項を，医薬品に係る製品の製造所に関してはGMP省令第9条第1項，第23条及び第26条に，医薬部外品に係る製品の製造所に関しては同令第37条及び第51条に規定したものであること。

(4)もとよりGMP省令の各条の規定は，その製造所における医薬品の製造管理，品質保証及び試験検査に係る業務（以下「製造・品質関連業務」という。）又は医薬部外品の製造管理及び品質管理に係る業務（以下「製造・品質管理業務」という。）（それぞれ法第13条の2の2第1項又は第13条の3の2第1項の規定による登録を受けた製造所（以下「保管のみを行う製造所」という。）における保管に係る業務を含む。）を適切に行うに当たって必要とされる範囲で適用するものであること。

4. なお，製造所における適正な製造管理及び品質管理は，GMP省令への適合によるのみならず，製造業の許可又は認定の要件たる薬局等構造設備規則（昭和36年厚生省令第2号）への適合及び法第18条第3項の規定に基づく製造業者の遵守事項の遵守に加えて，製造販売業者における医薬品，医薬部外品，化粧品及び再生医療等製品の品質管理の基準に関する省令（平成16年厚生労働省令第136号。以下「GQP省令」という。）への適合等が相俟って達成されるものであること。

第3　逐条解説

<第1章総則（第1条-第3条の2）>

1. 第1条（趣旨）関係

　GMP省令は，法第14条第2項第4号（第19条の2第5項において準用する場合を含む。）に規定する厚生労働省令で定める基準（製造所における製造管理及び品質管理の方法が適合すべき基準）を定めるものである旨を明示するものであること。

2. 第2条（定義）関係

　(1)「製品」とは，製造所の製造工程を経た物（製造の中間工程で造られたものであって，以後の製造工程を経ることによって製品となるもの（以下「中間製品」という。）を含む。）をいうものであること。なお，ここでいう「以後の製造工程」は同じ製造所内での製造工程を指しており，製造所から出荷される製品は，他の製造所の製造工程を経ることとなるもの（最終製品以外の製品）であっても，GMP省令における中間製品に当たらないものであること。原薬たる医薬品の製造所における中間製品は，当該製造所の製造工程を経た物のうち，以後の製造工程を経て原薬たる医薬品となるもの（原薬中間体）を指すものであること。

　(2)「最終製品」とは，GQP省令第9条第2項（同令第20条において準用する場合を含む。）の市場への出荷の可否の決定に供される医薬品又は医薬部外品たる製品をいうものであること。即ち，製造販売業者の下で製造販売の可否の決定がなされる製品を指すことから，製造販売されることのない製品（例えば，原薬たる医薬品，輸出専用に製造された製品）は含まないものであること。

　(3)「資材」とは，製品の容器，被包及び表示物（添付文書を含む。）をいうものであること。「被包」は包装材料を指すものであるが，薬事関係法令上規定のない梱包材等は含まないものであること。また，「表示物」については，添付文書のほか，医薬品について法第50条から第52条までの規定による事項，医薬部外品について法第59条並びに法第60条において準用する法第51条及び法第52条第2項の規定による事項が記載されているラベル等を

含むものであること。

(4) 「ロット」とは，一の製造期間内に一連の製造工程により均質性を有するように製造された製品及び原料（以下「製品等」という。）の一群をいうものであること。「原料」は，製造所において医薬品又は医薬部外品に係る製品の製造の用に供される物（製品中に残存しないものを含み，資材及び中間製品を除く。）を指し，他の製造所から出荷された製品が製造の用に供される場合を含むものであること。

(5) 「参考品」とは，出荷した製品に不具合が生じた場合等，出荷後に製品の品質を再確認する必要が生じた場合に備えて保管する試験検査用の検体をいうものであること。

(6) 「保存品」とは，最終製品のロットから採取された検体であって，流通している製品との同一性を確認するために使用されるものをいうものであること。

(7) 「リテスト日」とは，製造された日から一定の期間を経過した製品が，当該期間を経過した日以降において，引き続き所定の規格に適合しているかどうか等について，改めて試験検査を行う必要があるものとして設定される日をいうものであること。

(8) 「管理単位」とは，同一性が確認された資材の一群をいうものであること。

(9) 「医薬品品質システム」とは，医薬品に係る製品の製造業者及び法第13条の3第1項に規定する医薬品等外国製造業者（以下「外国製造業者」という。）が当該製品の品質に関して管理監督を行うためのシステムをいうものであること。

(10) 「品質リスクマネジメント」とは，医薬品に係る製品について，品質に好ましくない影響を及ぼす事象及びその発生確率（以下「品質リスク」という。）の特定，評価及び管理等を継続的に行うことをいうものであること。この場合の継続的とは，医薬品に係る製品の商業生産を開始しようとするとき（所要の知見及び技術の移転を含む。）から商業生産の終了まで継続するとの趣旨であること。

(11) 「安定性モニタリング」とは，定められた保管条件の下で，製品が有効期間若しくは使用の期限（以下単に「有

231

効期間」という。）又はリテスト日までの期間にわたっ
て規格に適合しているかどうかについて，継続的に確認
することをいうものであること。

⑿「照査」とは，設定された目標を達成する上での妥当性
及び有効性を判定することをいうものであること。

⒀「バリデーション」とは，製造所の構造設備並びに手順，
工程その他の製造管理及び品質管理の方法（以下「製造
手順等」という。）が期待される結果を与えることを検
証し，これを文書とすることをいうものであること。

⒁「是正措置」とは，検知された不適合（GMP省令に規
定する要求事項等に適合しないことをいう。以下同じ。）
その他の望ましくない状況の再発を防止するため，その
原因となった状態を解消する措置をいうものであるこ
と。

⒂「予防措置」とは，生じ得る不適合その他の望ましくな
い状況の発生を未然に防止するため，その原因となり得
る状態を解消する措置をいうものであること。

⒃「作業管理区域」とは，医薬品又は医薬部外品に係る製
品の製造作業を行う場所（以下「作業所」という。）のうち，
作業室，廊下等から構成されていて，全体が同程度に清
浄の維持ができるように管理される場所をいうものであ
ること。

⒄「清浄区域」とは，作業所のうち，原料の秤量作業を行
う場所，薬剤の調製作業を行う場所及び洗浄後の容器が
作業所内の空気に触れる場所をいうものであること。

⒅「無菌区域」とは，作業所のうち，無菌化された薬剤又
は滅菌された容器が作業所内の空気に触れる場所，薬剤
の充填作業を行う場所，容器の閉塞作業を行う場所及び
無菌試験等の無菌操作を行う場所をいうものであるこ
と。

⒆「細胞組織医薬品」とは，人又は動物の細胞又は組織か
ら構成された医薬品（人の血液及び人の血液から製造さ
れる成分から構成される医薬品を除く。）をいうもので
あること。

⒇「生物由来原料」とは，生物由来医薬品に係る製品の製
造に使用する生物（植物を除く。）に由来する原料をい
うものであること。

232

⑵「ドナー」とは，細胞組織医薬品の原料となる細胞又は組織を提供する人（臓器の移植に関する法律（平成9年法律第104号）第6条第2項に規定する脳死した者の身体に係るものを除く。）をいうものであること。

⑵「ドナースクリーニング」とは，ドナーについて，問診，検査等による診断を行い，細胞組織医薬品に係る製品の原料となる細胞又は組織を提供するにつき十分な適格性を有するかどうかを判定することをいうものであること。この適格性については，生物由来原料基準（平成15年厚生労働省告示第210号）の第3（ヒト由来原料総則）のヒト細胞組織原料基準等に照らして適正である旨を含むものであること。

⑵「ドナー動物」とは，細胞組織医薬品の原料となる細胞又は組織を提供する動物をいうものであること。

⑵「ドナー動物スクリーニング」とは，ドナー動物について，試験検査及び飼育管理を行い，細胞組織医薬品に係る製品の原料となる細胞又は組織を提供するにつき十分な適格性を有するかどうかを判定することをいうものであること。この適格性については，生物由来原料基準の第4（動物由来原料総則）の動物細胞組織原料基準等に照らして適正である旨を含むものであること。

⑵このほかGMP省令中の用語については，次によるものであること。

①「計器の校正」とは，必要とされる精度を考慮し，適切な標準器又は標準試料等を用いて当該計器の示す値と真の値との関係を求めることを指すものであること。

②「ロットを構成しない血液製剤」とは，施行令第80条第2項第3号イに掲げる生物学的製剤のうち，人の血液を原料とする医薬品であって，人全血液，人赤血球濃厚液，洗浄人赤血球浮遊液，白血球除去人赤血球浮遊液，合成血，解凍人赤血球濃厚液，新鮮凍結人血漿，人血小板濃厚液，乾燥人血液凝固第Ⅷ因子，乾燥人血液凝固第Ⅸ因子複合体（原血漿が3人分以下からなるもの），分画用原血漿等，ロット（GMP省令第2条第4項参照。）を構成することのない製品を指すものであること。

3. 第3条（適用の範囲）関係

(1)法第14条第1項に規定する医薬品又は医薬部外品について，施行令第20条の規定によりGMP省令が適用されるものであるときは，その製造販売業者（法第19条の2第4項に規定する選任外国製造医薬品等製造販売業者を含む。以下同じ。）は，当該医薬品又は医薬部外品に係る製品の製造業者及び外国製造業者（以下「製造業者等」と総称する。）に，医薬品にあってはGMP省令第2章，医薬部外品にあっては同令第3章の規定に基づいて，当該製品の製造所（保管のみを行う製造所を含む。以下同じ。）における製造管理及び品質管理を行わせることを要するものであること。

(2)施行規則第96条の規定によりGMP省令が適用される医薬品又は医薬部外品に係る製品について，その製造業者等は，医薬品にあってはGMP省令第2章，医薬部外品にあっては同令第3章の規定に基づいて，当該製品の製造所における製造管理及び品質管理を要するものであること。

(3)法第80条第1項に規定する輸出用の医薬品及び医薬部外品とは，施行令第70条の2第1項及び第2項の規定により，GMP省令が適用される医薬品及び医薬部外品であって，外国政府又は国際機関からGMP省令の基準に適合していることの証明を求められたものを指すものであること。当該医薬品又は医薬部外品に係る製品について，その製造業者は，医薬品にあってはGMP省令第2章，医薬部外品にあっては同令第3章の規定に基づき，当該製品の製造所における製造管理及び品質管理を要するものであること。

①輸出用に製造する医薬品又は医薬部外品に係る製品のうちGMP省令が適用されるものについて，外国政府又は国際機関からGMP省令の基準に適合していることの証明を求められた場合には，製造業者は，法第80条第1項の規定により，当該製品の製造所における製造管理及び品質管理がGMP省令の基準に適合しているかどうかについての調査（以下「GMP適合性調査」という。）を受けることを要するものであること。

②GMP省令の基準に適合している旨の証明書の発給につ

いては、「輸出用医薬品，輸出用医療機器等の証明書の発給について」（平成26年11月25日付け薬食発1125第12号厚生労働省医薬食品局長通知）によるものであること。上記①のGMP適合性調査の結果からGMP省令の基準に適合していることが確認されないときは，当該証明書の発給を行わないことができるものであること。

(4)上記(2)及び(3)に関して，製造業者等が法人の場合には，当該法人の代表者を含む薬事に関する業務に責任を有する役員が責任を負うものであること。なお，薬事に関する業務には，医薬品の製造業者等の製造所における製造・品質関連業務の管理監督，医薬部外品の製造業者等の製造所における製造・品質管理業務の管理監督が含まれるものであること。

(5)製造所について法第13条第1項の規定による許可，法第13条の3第1項の規定による認定又は法第13条の2の2第1項若しくは法第13条の3の2第1項の規定による登録を受けることを要しない者は，GMP省令における製造業者等に当たらないものであること。なお，当該許可，認定又は登録を受けることを要しない場合であっても，医薬品の原料若しくは資材を製造し，又は医薬品の製造業者等の委託を受けて製造・品質関連業務の一部を行うときは，所要の製造管理及び品質管理が求められる。

4．第3条の2（承認事項の遵守）関係

(1)「承認事項」とは，医薬品又は医薬部外品について，法第14条第1項若しくは第15項（法第19条の2第5項において準用する場合を含む。以下同じ。）又は法第19条の2第1項の承認を受けた事項をいうものであること。なお，成分及び分量又は本質，製造方法，規格及び試験方法等について，日本薬局方等の公定書，原薬等登録原簿等が参照されている場合には，それらの内容も承認事項に含まれることから，当該公定書，原薬等登録原簿等の改正，変更等について留意が必要であること。

(2)上記の承認を受けた医薬品又は医薬部外品に係る製品は，その承認事項に従って製造することを要するものであること。なお，承認事項のうち，製品の成分若しくは分量（成分が不明なものにあっては，本質又は製造方法）

又は性状若しくは品質が異なる場合には，法第56条（医薬部外品について，法第60条において準用する場合を含む。）の規定に違反することになりうるものであること。

(3)法第14条第15項の承認事項の軽微な変更を行う場合には，同条第16項（法第19条の2第5項において準用する場合を含む。）及び施行規則第48条の規定により，当該変更をした後30日以内に届出が行われることとされており，当該届出が行われるまでの間における承認事項の遵守については，GMP省令第3条の2ただし書により免除しているものであること。

<第2章医薬品製造業者等の製造所における製造管理及び品質管理>

医薬品の製造業者等の製造所における製造管理及び品質管理について規定するものであること。

≪第1節通則（第3条の3−第20条）≫
5．第3条の3（医薬品品質システム）関係

製造業者等は，実効性のある医薬品品質システムの構築を要するものであること。第3条の3各号は，医薬品品質システムの実施に必要な業務を規定するものであること。

医薬品規制調和国際会議（以下「ICH」という。）との整合性を考慮して，PIC/SのGMPガイドラインにおいて「医薬品品質システム（Pharmaceutical Quality System）」という用語が使われているところであり，ICHの医薬品品質システムに関するガイドライン（以下「ICHのQ10ガイドライン」という。）（「医薬品品質システムに関するガイドラインについて」（平成22年2月19日付け薬食審査発0219第1号，薬食監麻発0219第1号厚生労働省医薬食品局審査管理課長，監視指導・麻薬対策課長連名通知）参照。）は，そのQ&A（「「製剤開発に関するガイドライン」，「品質リスクマネジメントに関するガイドライン」及び「医薬品品質システムに関するガイドライン」に関する質疑応答集（Q&A）について」（平成22年9月17日付け厚生労働省医薬食品局審査管理課，監視指導・麻薬対策課事務連絡）参照。）等とともに，実効性のある医薬品品質システムの構築において参考になるものであること。

法人たる製造業者等の代表者を含む薬事に関する業務に責任を有する役員は，ICH の Q10 ガイドライン及び PIC/S の GMP ガイドラインにおける上級経営陣（Senior Management）に相当し，実効性のある医薬品品質システムの構築及び実施に関しても責任を負うものであること。

(1)第3条の3第1号関係

　　品質方針は，法人たる製造業者等の代表者を含む薬事に関する業務に責任を有する役員による全社的なコミットメントとして，製品品質に関する取組み姿勢及び方向性を記述するものであり，その製造所における製造工程等に応じて GMP 省令の要求事項等を満たすとともに，その製造業者等における医薬品品質システムの継続的な改善を推進する内容であることが求められる。品質方針を定め，医薬品品質システムの手続き等の構成要素を示す文書は，ICH の Q10 ガイドライン及び PIC/S の GMP ガイドラインにおける品質マニュアル（Quality Manual）に相当するものであること。なお，当該文書について，必ずしも1つの文書ファイルに収められていることを要するものでなく，例えば，複数の文書ファイルで構成する等は差し支えないものであること。

(2)第3条の3第2号関係

　　品質目標は，品質方針に基づいたものとするとともに，法第17条第6項に規定する医薬品製造管理者及び法第68条の16第1項に規定する生物由来製品の製造を管理する者（外国製造業者にあっては法第13条の3第1項の認定を受けた製造所の責任者又は当該外国製造業者があらかじめ指定した者）（以下「製造管理者」と総称する。）又は GMP 省令第4条第3項第1号に規定する品質保証に係る業務を担当する組織の下で文書により定めることを要するものであること。

(3)第3条の3第3号関係

　　品質方針及び品質目標について，その製造所において医薬品品質システムに関わる全ての組織及び職員への周知を要するものであること。

(4)第3条の3第4号関係

　　品質方針及び品質目標を達成するため，法人たる製造業者等の代表者を含む薬事に関する業務に責任を有

する役員の主導により，製造所における製造管理及び品質管理に要する人材，設備，物品その他の資源を配分するとともに，定期的な医薬品品質システムの照査（その製造業者等の医薬品品質システムについて，品質目標を達成する上での妥当性及び有効性を判定することを指し，ICH の Q10 ガイドライン及び PIC/S の GMP ガイドラインにおけるマネジメントレビュー（Management Review）に相当するもの。）を要するものであること。また，当該照査の結果に基づいて所要の措置（GMP 省令第 6 条第 2 項に規定する責任者の適切な配置，同条第 3 項に規定する人員の十分な確保，同条第 4 項に規定する管理体制の整備，その他必要な資源の配分等）を要するものであること。

(5)第 3 条の 3 第 5 号関係

あらかじめ指定した者において，上記(3)及び(4)の業務に係る記録の作成及び保管を要するものであること。あらかじめ指定した者については，医薬品品質システム及びその照査に係る業務を熟知している職員を当該記録の作成及び保管の責任者としてあらかじめ指定し，その職責及び権限を含め，GMP 省令第 6 条第 4 項の規定による文書に適切に定めておくことが求められる。

6．第 3 条の 4（品質リスクマネジメント）関係

(1)製造業者等は，品質リスクマネジメントを活用して医薬品品質システムを構築した上で，医薬品に係る製品について製造所における製造管理及び品質管理を要するものであること。

①品質リスクマネジメントは，医薬品品質システムを構成する要素であるとともに，製造所において，医薬品に係る製品の品質リスクを特定し，製造手順等に対する科学的な評価及び管理を確立するために，製造業者等が主体的に取り組むものであること。製造工程の稼働性能及び製品品質の継続的な改善を促進するため，品質リスクマネジメントが有効な手法であることを考慮するものであること。

②ICH の品質リスクマネジメントに関するガイドライン（Q9 ガイドライン）（「品質リスクマネジメン

238

トに関するガイドライン」（平成 18 年 9 月 1 日付け
薬食審査発第 0901004 号，薬食監麻発第 0901005 号
厚生労働省医薬食品局審査管理課長，監視指導・麻
薬対策課長連名通知）参照。）は，PIC/S の GMP ガ
イドラインにアネックス 20 として組み入れられて
いるところであり，その Q&A（「「製剤開発に関す
るガイドライン」，「品質リスクマネジメントに関す
るガイドライン」及び「医薬品品質システムに関す
るガイドライン」に関する質疑応答集（Q&A）に
ついて」（平成 22 年 9 月 17 日付け厚生労働省医薬
食品局審査管理課，監視指導・麻薬対策課連名事務
連絡）参照。）及び「医薬品品質システムにおける
品質リスクマネジメントの活用について」（平成 29
年 7 月 7 日付け厚生労働省医薬・生活衛生局監視指
導・麻薬対策課事務連絡），PIC/S の関連ガイダン
ス文書 PI 038 "ASSESSMENT OF QUALITY RISK
MANAGEMENT IMPLEMENTATION" 等とともに，
品質リスクマネジメントの活用において参考になるも
のであること。

(2)医薬品の製造業者等があらかじめ指定した者に行わせる
品質リスクマネジメントの実施の手続きその他の必要な
事項に係る文書及び記録の作成及び保管について規定す
るものであること。あらかじめ指定した者については，
品質リスクマネジメントに関して熟知している職員を当
該文書及び記録の作成及び保管の責任者としてあらかじ
め指定し，その職責及び権限を含め，GMP 省令第 6 条
第 4 項の規定による文書に適切に定めておくことが求め
られる。

7．第 4 条（製造部門及び品質部門）関係
(1)製造所ごとに，製造管理者の監督の下に，製造管理に係
る部門（以下「製造部門」という。）及び品質管理に係
る部門（以下「品質部門」という。）を置くことを要す
るものであること。なお，施行規則第 25 条第 1 項第 5
号及び第 35 条第 1 項第 5 号の区分の製造所（以下「医
薬品包装等区分製造所」という。）並びに保管のみを行
う製造所において，その製造業者等の他の製造所におい

て製造された製品又は製造に使用される原料若しくは資材の保管のみを行う場合には，品質保証及び試験検査に係る業務について，支障がないと認められる限りにおいて，その製造業者等の他の製造所の品質部門が行うこととすることは差し支えないものであること。

(2)品質部門は，製造部門から独立した部門として，品質保証及び試験検査に係る業務を行うものであること。

(3)品質部門の各組織には，その製造所における製造工程等に応じて，適切な人数の職員の配置を要するものであること。なお，品質部門における品質保証に係る業務及び試験検査に係る業務について，それぞれ業務に支障がない限りにおいて，従事する職員の兼任は差し支えないものであること（ただし，GMP省令第6条の規定により，業務を適切に実施しうる人員を十分に確保しなければならないものであること。）。

(4)「製造業者等の他の試験検査設備を利用し又は第11条の5の規定に従って他に委託して自己の責任において行う試験検査」とは，製造所から外部において試験検査を行う施設（以下「外部試験検査機関」という。）に検体を搬送し，その製造業者等の自らの責任で結果の判定を行う試験検査を指すものであること。

　通常，外部試験検査機関に依頼して試験検査を適切に行うには，

① GMP省令第11条第1項第3号の規定による文書（以下「試験検査指示書」という。）について，検体が採取された製造所及び外部試験検査機関の双方において適切に保管することが求められる。

②試験検査に際して，試験検査指示書とともに，次に掲げる事項が表示等された検体を必要量送付することが求められる。試験検査指示書の内容に変更が生じたときは，品質部門の責任者が適切に修正等するとともに，外部試験検査機関へ速やかに送付することが求められる。

ア．検体の名称（又は検体たる原料，資材若しくは製品の規格に関連付ける参照番号）及び検体識別番号（同一ロット，製造番号又は管理単位から採取された検体であっても採取場所，日時等により区別することができるよう付された当該検体に固有の番号をいう。以下

240

同じ。）
　イ．検体が採取された製造所の名称
　ウ．検体の取扱い及び保管上の注意事項その他適切な試
　　　験検査に必要な事項

8．第5条（製造管理者）関係
（1）医薬品の製造業者等の製造所において製造管理者が行う
　　業務について規定するものであること。
　①第5条第1項第1号関係
　　　製造管理者は，製造・品質関連業務（保管のみを行う
　　製造所における保管に係る業務を含む。以下同じ。）が
　　適正かつ円滑に行われるよう統括するとともに，医薬品
　　品質システムが適切に運用されるよう管理する立場にあ
　　り，当該製造所における製造・品質関連業務について権
　　限と責任を有するものであること。
　②第5条第1項第2号関係
　　　製造管理者は，医薬品品質システムの運用状況を確認
　　するとともに，その改善を要するかどうかについて，製
　　造業者等への文書による報告を要するものであること。
　ア．製造管理者からの当該文書（製造管理者が自らの責
　　　任で作成したもの）による報告を踏まえ，法人たる製
　　　造業者等の代表者を含む薬事に関する業務に責任を有
　　　する役員の主導により，GMP省令第3条の3第4号
　　　の規定による必要な資源の配分がなされるものである
　　　こと。
　イ．法第17条第6項に規定する医薬品製造管理者にあっ
　　　ては，同条第7項の規定により，医薬品の製造の管理
　　　を公正かつ適正に行うために必要があるときは，製造
　　　業者に対し，意見を書面により述べなければならない
　　　ものであること。
　③第5条第1項第3号関係
　　　製造管理者は，原料，資材及び製品（中間製品を含む。）
　　の規格並びに製造手順等が承認事項と相違することのな
　　いよう，品質保証に係る業務を担当する組織に管理させ
　　るものであること。
　④第5条第1項第4号関係
　　　製造管理者は，品質不良その他製品品質に重大な影響

241

が及ぶおそれがある場合において，所要の措置が速やか
にとられていること及びその進捗状況を確認するほか，
必要に応じて，改善等所要の措置をとるよう，当該製造
所の職員（GMP省令第6条第1項の責任者を含む。）に
指示するものであること。

(2)製造業者等は，製造管理者の業務を妨げないことはもと
より，GMP省令第3条の3第4号の規定による必要な
資源の配分等，製造管理者の業務遂行に必要な支援を行
うことが求められる。なお，法第18条第4項の規定に
より，医薬品の製造業者は，法第17条第7項の規定に
より述べられた医薬品製造管理者の意見を尊重するとと
もに，法令遵守のために措置を講ずる必要があるときは
当該措置を講じなければならないものであること。

9．第6条（職員）関係

(1)医薬品の製造業者等の製造所における責任者（製造・品
質関連業務を適正かつ円滑に実施しうる能力を有する責
任者をいう。）の配置，人員の確保等について規定する
ものであること。

(2)製造・品質関連業務を適正かつ円滑に実施しうる能力を
有するとは，各々従事する製造・品質関連業務の種類及
び内容，実務経験，GMP省令第19条，第25条及び第
29条の規定による教育訓練の経歴等に鑑みて，当該業
務を適正かつ円滑に実施しうる能力を有することを，そ
の製造業者等の医薬品品質システムの下，保証すること
を趣旨とするものであること。

(3)医薬品の製造業者等の製造所において，製造・品質関連
業務の適切な実施を保証するため，十分な人員の確保を
要するものであること。

(4)製造・品質関連業務に従事する職員（製造管理者及び責
任者を含む。）の責務及び管理体制について，各々の職
責及び権限並びに協働体制の組織図を示す等して，文書
により適切に定めることを要するものであること。

10．第7条（医薬品製品標準書）関係

(1)医薬品の製造業者等の製造所において製造される医薬品
に係る製品（中間製品を除く。なお，製造所から出荷さ

れる製品は，GMP省令における中間製品に当たらないものであること。）に関して所定の事項を記載した文書の作成等について規定するものであること。当該文書（以下「医薬品製品標準書」という。）は，品質部門の承認を受け，当該製造所において製造・品質関連業務を適切かつ円滑に行うことができるよう，必要な関連部門，組織及び職員に配付，周知等を行った上で備え置くことを要するものであること。なお，必ずしも製造品目ごとに1対1対応させて医薬品製品標準書を作成することを要するものでなく，例えば，複数の製造品目で共通する事項を適宜まとめて作成する，ひとつの製造品目に関する事項を記載した複数の文書ファイルで構成する等は差し支えないものであること。

(2)医薬品製品標準書の内容は，GQP省令第10条第5項の規定により医薬品の製造販売業者から製造業者等に提供される，適正かつ円滑な製造管理及び品質管理の実施に必要な品質に関する情報に則したものであること。法第14条第1項に規定する医薬品（以下「承認医薬品」という。）に係る製品を製造する場合において，医薬品製品標準書の内容が当該医薬品の承認事項と相違することのないよう管理することは，その品質保証に係る重要な業務のひとつであること。また，その製造業者等がGMP省令第11条の4第2項の規定により当該製品の原料及び資材（以下「原料等」という。）の供給者（同令第27条第1項第12号に規定する生物由来原料の原材料採取業者等を含む。以下同じ。）と締結した取決め，同令第11条の5第1項の規定により当該製造業者等の委託を受けて製造・品質関連業務の一部を行う他の事業者（以下「外部委託業者」という。）と締結した取決め，GQP省令第7条の規定により当該製品に係る製造販売業者が製造業者又は外国製造業者と取り決めた事項等に則した内容であることが求められる。

(3)医薬品製品標準書の記載事項は，その製造所における製造・品質関連業務の適切な実施に支障がない内容及び範囲で足りるものであり，当該製品に係る医薬品の他の製造所における製造工程（保管を含む。），承認事項等の全てについて記載を要するものでないこと。

①第7条第1号及び第3号関係

「承認事項のうち，当該製造所における製造方法，規格及び試験方法その他の必要な事項」及び「製造手順」として，次に掲げる事項のうち，その製造所から出荷する製品に該当するものについて記載するものであること。

ア　製品及びその製造に使用する原料の成分（成分が不明なものにあってはその本質）及び分量並びに規格及び試験検査の方法

イ　容器及び被包の規格及び試験検査の方法

上記ア．及びイ．の規格及び試験検査の方法に関して，次に掲げる事項のうち該当するものについて記載するものであること。

(ア)承認事項の規格（日本薬局方等の公定書又は規格集の規格を参照している場合を含む。）について，製造業者等において管理上必要なものとして自主的に所定の規格より厳格な規格が設定される場合には，当該規格及び品質リスクを特定し，評価した結果に基づいて当該規格の妥当性を示す根拠

(イ)日本薬局方等の公定書又は規格集を参照している試験検査について，当該公定書又は規格集の規定に基づき，規定の試験法に代わる試験検査の方法が規定の試験法以上の真度及び精度がある場合であって当該試験検査の方法が用いられるときは，当該試験検査の方法及び品質リスクを特定し，評価した結果に基づいて当該試験検査の方法の妥当性を示す根拠

(ウ)承認事項及び日本薬局方等の公定書又は規格集に定められていない規格及び試験検査について，製造業者等において管理上必要なものとして自主的に設定する場合には，当該規格及び試験検査の方法並びに品質リスクを特定し，評価した結果に基づいて当該規格及び試験検査の方法の妥当性を示す根拠

(エ)試験検査が外部試験検査機関で行われる場合には，当該試験検査の項目並びにそれらの規格及び試験検査の方法（なお，承認医薬品に係る製品にあっては，GMP省令第11条第1項第4号に規定する試験検査に係る外部試験検査機関について，当該医薬品の承

認事項になっていることが前提であること。)

ウ．品質リスクを特定し，評価した結果に基づいて製品品質に影響を及ぼすものとして選定した原料等，その保管条件及び GMP 省令第 11 条の 4 の規定による供給者の管理の方法

エ．表示物（最終製品にあっては，販売名及び一般的名称，成分及び分量，用法及び用量，効能又は効果並びに使用上の注意等は取扱上の注意等の所要事項が記載されるもの）の規格及び仕様

オ．製造方法及び製造手順（工程内検査，中間製品の規格及び試験検査の方法並びに品質リスクを特定し，評価した結果に基づいて当該規格及び試験検査の方法の妥当性を示す根拠を含む。）

カ．秤量，調製，充填等の作業における標準的仕込み量及びその妥当性を示す根拠（GMP 省令第 13 条に規定するバリデーションの結果等）

キ．製品の保管条件及び有効期間又はリテスト日並びにそれらの妥当性を示す根拠（安定性試験の結果等）

ク．GMP 省令第 11 条の 4 第 2 項の規定による原料等の供給者との取決め，同令第 11 条の 5 第 1 項の規定による外部委託業者との取決め等について，それらの内容（なお，GMP 調査実施者の求めに応じて，当該取決め文書の写しを提示できるようにしておくことが求められる。）

②第 7 条第 2 号関係

ア．法第 42 条第 1 項の規定により定められた基準として，現在のところ，生物由来原料基準，生物学的製剤基準（平成 16 年厚生労働省告示第 155 号），放射性医薬品基準（平成 25 年厚生労働省告示第 83 号）が定められている。

イ．薬事に関する法令又はこれに基づく命令若しくは処分については，法第 18 条第 3 項の規定により定められた製造業者又は外国製造業者の遵守事項，法第 79 条第 1 項の規定により製造販売承認に付された条件等が該当するものである。法第 18 条第 3 項の規定により定められた製造業者の遵守事項として，現在のところ，放射性医薬品の製造及び取扱規則（昭和 36

年厚生省令第4号。以下「製造取扱規則」という。）
が定められている。
③第7条第4号関係
「その他所要の事項」として，次に掲げる事項を含む
ものであること。
ア．医薬品製品標準書の作成，改訂及び承認の日付，医
薬品製品標準書の管理番号
イ．医薬品製品標準書の作成，改訂及び承認の責任者（承
認を行った品質部門の責任者）の氏名並びに配付先
ウ．GQP省令第7条の規定により当該製品に係る製造
販売業者が製造業者又は外国製造業者と取り決めた事
項の内容（なお，GMP調査実施者の求めに応じて，
当該取決め文書の写しを提示できるようにしておくこ
とが求められる。）

11．第8条（手順書等）関係
(1)製造・品質関連業務を適正かつ円滑に行うため，製造所
ごとに所定の手順について記載した文書の作成等につい
て規定するものであること。当該文書（以下「GMP省
令第8条第1項の手順書」という。）は，当該製造所に
おいて必要な関連部門，組織及び職員に配付，周知等を
行った上で備え置くことを要するものであること。なお，
当該製造所において該当しない業務に関する手順（例え
ば，当該製造所の製造・品質関連業務を他に委託するこ
とのない場合におけるGMP省令第8条第1項第7号の
手順）については，GMP省令第8条第1項の手順書を
要しないものであること。また，必ずしもGMP省令第
8条第1項の各号に1対1対応させて作成することを要
するものでなく，例えば，当該業務を行う職員，組織，
部門等で適宜まとめて作成する等は差し支えないもので
あること。改正省令による改正前のGMP省令第8条第
1項の衛生管理基準書，同条第2項の製造管理基準書及
び同条第3項の品質管理基準書として既に作成され，製
造所に備え置かれている各文書については，改正省令に
よる改正後のGMP省令第8条第1項第1号から第3号
までの各手順について記載した文書とみなすものとし，
当該文書の名称等を形式的に変更するためだけの改廃等

246

は要しないものであること。

①第8条第1項第1号関係

ア．構造設備及び職員の衛生管理に関する手順は，それ
　ら衛生管理に係る業務を適切に遂行できる内容である
　ことが求められる。製造衛生に係る内容に限らず，試
　験検査に係る業務等において衛生管理が必要な場合に
　は，当該衛生管理に関する手順も含むものであること。

イ．職員の衛生管理は，職員が微生物等により原料，資
　材及び製品（中間製品を含む。）を汚染することの防
　止を目的とするものであること。

ウ．構造設備及び職員の衛生管理に関する手順として，
　その製造所における製造工程等に応じて，次に掲げる
　手順のうち該当するものについて記載するものである
　こと。

(ア)構造設備の衛生管理に関する手順

　㋐構造設備の清掃，保守，滅菌等に関する手順（当該
　　清掃，保守，滅菌等の方法，間隔，確認方法等を含む。）

　㋑GMP省令第9条第2項ただし書による清浄化に関
　　する手順（当該清浄化の方法，間隔，確認方法等を
　　含む。）

　＜無菌医薬品区分製造所の場合＞

　㋒作業室又は作業管理区域の清浄度の維持管理に関す
　　る手順

　㋓無菌操作を行う区域における空気の管理に関する手順

　㋔注射剤に係る製品を製造する場合における，GMP
　　省令第23条第3号ニの規定による配管部等の洗浄
　　及び滅菌に関する手順（当該洗浄及び滅菌の方法，
　　間隔，確認方法等を含む。）

　＜生物由来医薬品等に係る製品を製造する場合＞

　㋕生物学的製剤（ロットを構成しない血液製剤を除
　　く。）に係る製品を製造する場合における，GMP省
　　令第26条第1号に規定する構造設備の衛生管理に
　　関する手順

　㋖ロットを構成しない血液製剤に係る製品を製造する
　　場合における，GMP省令第26条第2号に規定する
　　構造設備の衛生管理に関する手順

　㋗人の血液又は血漿を原料とする製品を製造する場合

等に関する手順

㈹原薬たる医薬品を製造する場合における，GMP省令第21条に規定する参考品の保管及び試験検査に関する手順

㈺特定生物由来医薬品（法第2条第11項に規定する特定生物由来製品たる医薬品をいう。以下同じ。）又は細胞組織医薬品の最終製品を製造する場合における，GMP省令第28条第1項に規定する参考品の保管及び試験検査に関する手順

㈼生物由来医薬品等に係る製品を製造する場合における，GMP省令第28条第2項各号の業務に関する手順

㈽細胞組織医薬品に係る製品を製造する場合における，GMP省令第28条第3項各号の業務に関する手順

㈾その他適切な試験検査の実施に必要な手順

　　㋐試験検査用の標準品，試薬試液及び試験用水等の管理に関する手順

　　㋑再度の試験検査を行う場合の取扱いに関する手順

④第8条第1項第4号関係

安定性モニタリングに関する手順は，最終製品たる医薬品を製造する場合にはGMP省令第11条の2第1項各号の業務を計画的かつ適切に，同条第2項の業務を適切に，原薬たる医薬品を製造する場合には同令第21条の2第1項各号の業務を計画的かつ適切に，同条第2項の業務を適切に遂行できる内容であることが求められる。

⑤第8条第1項第5号関係

製品品質の照査に関する手順は，GMP省令第11条の3第1項各号及び第2項の業務を適切に遂行できる内容であることが求められる。

⑥第8条第1項第6号関係

原料等の供給者の管理に関する手順は，GMP省令第11条の4第1項各号及び第2項の業務を適切に遂行できる内容であることが求められる。

⑦第8条第1項第7号関係

外部委託業者の管理に関する手順は，GMP省令第11条の5第1項及び第2項各号の業務を適切に遂行できる内容であることが求められる。

⑧第8条第1項第8号関係

　製造所からの出荷の管理に関する手順は，GMP省令第12条第1項の業務を適切に遂行できる内容であることが求められる。

⑨第8条第1項第9号関係

　バリデーションに関する手順は，GMP省令第13条第1項各号及び第2項の業務を適切に遂行できる内容であるとともに，その製造所におけるバリデーションに関して，次に掲げる事項及び手順をあらかじめ文書としておくことが求められる。

ア．その製造所におけるバリデーションに関する全体的な方針

イ．その製造所においてバリデーションに係る業務に従事する職員の責務及び管理体制（なお，GMP省令第6条第4項の規定による文書を適宜参照することは差し支えないものであること。

ウ．その製造所においてバリデーションにより検証する事項（本通知の第4の2.のバリデーション指針の(2)の事項のうち該当するもの）

エ．バリデーションに関する手順及びバリデーションの計画に関する文書の変更の管理に関する手順（なお，GMP省令第14条の変更の管理に関する手順を適宜参照することは差し支えないものであること。）

オ．バリデーションに関する手順及びバリデーションの計画に関する文書からの逸脱の管理に関する手順（なお，GMP省令第15条の逸脱の管理に関する手順を適宜参照することは差し支えないものであること。）

カ．バリデーションの計画に関する文書及びバリデーションの結果に関する文書について，それぞれ作成，改訂，承認，報告，保管等に関する手順（なお，GMP省令第20条第1項各号の業務に関する手順を適宜参照することは差し支えないものであること。）

キ．その他バリデーションを適正かつ円滑に行うため必要な手順

⑩第8条第1項第10号関係

　GMP省令第14条の変更の管理に関する手順は，同条第1項各号及び第2項各号の業務（当該変更に関連す

る製品に係る製造販売業者及び法第19条の2第1項の承認を受けた者（以下「外国製造医薬品等特例承認取得者」という。）への連絡・確認を含む。）を適切に遂行できる内容であることが求められる。

⑪第8条第1項第11号関係

GMP省令第15条の逸脱の管理に関する手順は，同条第1項各号及び第2項の業務（関連する製品に係る製造販売業者への連絡を含む。）を適切に遂行できる内容であることが求められる。

⑫第8条第1項第12号関係

GMP省令第16条の品質情報及び品質不良等の処理に関する手順は，同条第1項各号及び第2項の業務（当該品質情報に関連する製品に係る製造販売業者への連絡・情報提供を含む。）を適切に遂行できる内容であることが求められる。

⑬第8条第1項第13号関係

回収等の処理に関する手順は，GMP省令第17条第1項各号の業務（同条第2項において準用する場合を含む。）を適切に遂行できる内容であることが求められる。

⑭第8条第1項第14号関係

自己点検に関する手順は，GMP省令第18条第1項各号及び第2項の業務を適切に遂行できる内容であることが求められる。

⑮第8条第1項第15号関係

教育訓練に関する手順は，その製造所における製造工程等に応じて，GMP省令第19条各号，第25条各号及び第29条各号の業務を適切に遂行できる内容であることが求められる。職員の従事する業務の種類，内容等に応じて，教育訓練の責任者が定めた教育訓練プログラムを含むものであること。

⑯第8条第1項第16号関係

文書及び記録の作成，改訂及び保管に関する手順は，その製造所における製造工程等に応じて，GMP省令第20条第1項各号，第22条，第27条第3項，第28条第4項，第30条及び第31条の業務を適切に遂行できる内容であることが求められる。

⑰第8条第1項第17号関係

ア．その他適正かつ円滑な製造・品質関連業務に必要な
手順としては，例えば，品質保証に係るGMP省令第
11条第2項各号及び第3項の業務に関する手順，製
造する製品に係る製造販売業者，外国製造医薬品等特
例承認取得者及び他の製造業者等との円滑な連携に関
する手順等が考えられるものであること。

イ．施行規則第25条第1項第2号の区分の製造所（以
下「放射性医薬品区分製造所」という。）においては，
次に掲げる製造・品質関連業務に必要な手順を含める
ことで差し支えないものであること。

(ア)構造設備及び職員について，製造取扱規則第2条第
1項第1号，第2号，第4号，第7号，第9号等の
規定による衛生管理

(イ)製造取扱規則第2条第3項，第4項及び第6項の規
定による製造工程等の管理

(ウ)製造取扱規則第2条第2項から第4項までの規定に
よる試験検査（放射性物質たる検体の保管を含む。）

(エ)放射性医薬品に係る製品の製造所からの出荷及び出
庫における運搬に関して，製造取扱規則第2条第7
項及び放射性物質等の運搬に関する基準（平成17
年厚生労働省告示第491号。以下「運搬基準」とい
う。）の規定による放射性輸送物の適格性の確認

(オ)回収され，又は使用若しくは出荷に不適当とされた
製品（中間製品を含む。），原料及び資材のうち放射
性物質又は放射性物質によって汚染された物を廃棄
処分する場合について，製造取扱規則第2条第5項
及び第3条の規定による廃棄

(カ)製造取扱規則第10条の規定による危険時の措置

(キ)製造取扱規則第11条の規定による帳簿の作成等

(2)医薬品製品標準書及びGMP省令第8条第1項の手順書
並びに同令第2章に規定する記録について，継続的に信
頼性（いわゆるデータ・インテグリティ）を確保するた
め，同令第20条第2項各号の業務の方法に関する事項
を文書により定めることを要するものであること。この
場合の継続的とは，それらの文書及び記録の作成時から
保管期間が満了するまでの期間にわたって継続するとの
趣旨であること。

12. 第8条の2（交叉汚染の防止）関係
(1)医薬品に係る製品の交叉汚染を防止するため，製造手順等について所要の措置をとらなければならないものであること。当該措置をとるに当たっても，GMP省令第3条の4第1項の規定による品質リスクマネジメントの活用を要するものであること。
(2)医薬品に係る製品への交叉汚染の防止には，製造所の構造設備に係るGMP省令第9条，第23条及び第26条，製造管理に係る同令第10条，第24条及び第27条等の遵守が不可欠なものであること。

13. 第9条（構造設備）関係
(1)医薬品に係る製品の製造所の構造設備に関して，その製造所における製造工程等に応じて要否を判断する事項を規定するものであり，それらに鑑みて製造所の構造設備が適合しているかどうかを判断するものであること。
　①第9条第1項第1号関係
　　構造設備（GMP省令第23条及び第26条に規定する構造設備を含む。）について，その用途に応じ適切に清掃及び保守が行われ，必要に応じて滅菌されるとともに，それら記録の作成及び保管を要するものであること。
　②第9条第1項第2号関係
　　製品等により有毒ガスを取り扱う場合には，当該有害ガスの処理設備を要するものであること。
　③第9条第1項第3号関係
　　作業所のうち作業室は，製造する製品の種類，剤形及び製造工程に応じ，じんあい又は微生物による汚染を防止するのに必要な構造及び設備を有していることを要する（ただし，製造設備等の有する機能により当該汚染を防止する効果を得られる場合を除く。）ものであること。
　　ア．GMP省令第9条第1項第3号ただし書による場合としては，製造する製品の種類，剤形及び製造工程に応じて，例えば，次に掲げる場合が考えられるものであること。
　　（ア）製造設備が閉鎖式設備であって，製造作業中に製品

256

のじんあい又は微生物による汚染を防止するに十分
な効果が得られる場合

(イ)作業室又は製造設備に設置した層流装置等によっ
て，製造作業中の製品のじんあい又は微生物による
汚染を防止するに十分な効果が得られる場合

イ．原薬たる医薬品に係る製品の製造所にあっては，次
に掲げる状態であることが求められる。

(ア)最終の精製以後の製造工程において，最終の精製を
経た中間製品を容器へ充填及び閉塞するまでの作業
（製品等を秤量及び調製する作業を含む。）を行う作
業室は，これら以外の製造作業を行う作業室から区
別されていること。

(イ)最終の精製以後の製造工程において，最終の精製を
経た中間製品を秤量する作業を行う作業室及び粉末
等の固形製品のじんあいが発生する調製作業又は容
器へ充填及び閉塞する作業を行う作業室には，必要
に応じて，じんあい除去装置を備えていること。

(ウ)最終の精製以後の製造工程において，異なる原薬た
る医薬品に係る製品の製造作業が同じ作業室で行わ
れる場合には，GMP省令第8条の2及び第9条第
1項第5号の規定により，当該製品の交叉汚染を防
止するため，当該作業室における設備，手順，工程
等について所要の措置がとられていなければならな
いものであること。

ウ．上記イ．以外の作業所にあっては，次に掲げる状態
であることが求められる。

(ア)原料の秤量作業，製品の調製作業，充填作業又は閉
塞作業を行う作業室が，これら以外の製造作業を行
う作業室と区別されていること。

(イ)GMP省令第9条第1項第5号イ又はロの製品等を
取り扱う作業室と，その他の製品等を取り扱う作業
室とが，互いに他方の作業室の職員の通路とならな
いように造られていること。ただし，密閉容器（通
常の取扱いにおいて内容物の漏出及び汚染を生じな
い容器を指す。以下同じ。）に納められた製品等の
みを取り扱う作業室及び製品等から採取された検体
のみを取り扱う作業室については，この限りでない

ものであること。

④第9条第1項第4号関係

　作業所のうち，原料の秤量作業，製品の調製作業，充填作業又は閉塞作業を行う作業室は，当該職員以外の者の通路とならないように造られていることを要する（ただし，当該作業室の職員以外の者による製品への汚染のおそれがない場合を除く。）ものであること。

ア．原薬たる医薬品に係る製品の製造所にあっては，最終の精製以後の製造工程において，最終の精製を経た中間製品を容器へ充填及び閉塞するまでの作業を行う作業室に適用することを原則とするものであること。

イ．GMP省令第9条第1項第4号ただし書による場合について，原薬たる医薬品に係る製品の作業所にあっては，最終の精製以後の製造工程において上記ア．の作業室の職員以外の者による製品への汚染のおそれがない場合であって，構造設備等の有する機能により当該製品への汚染のおそれがないときに限られるものであること。

⑤第9条第1項第5号関係

　医薬品に係る製品等を取り扱う作業室（密閉容器に納められた製品等のみを取り扱う作業室及び製品等から採取された検体のみを取り扱う作業室を除く。）に関して，当該製品等に専用とすること及び当該製品の漏出を防止する措置（いわゆる封じ込め措置）を要する場合について規定するものであること。

ア．密閉容器に納められた製品等のみを取り扱う作業室及び製品等から採取された検体のみを取り扱う作業室については，医薬品に係る製品等が交叉汚染し難い状態にあることから，適用しないこととするものであること。

イ．微量で過敏症反応を示す製品等とは，例えば，ペニシリン類，セファロスポリン類等の強い感作性を有する成分を含有する製品等を指すものであること。

ウ．交叉汚染することにより他の製品等に重大な影響が及ぶ製品等として，例えば，細胞毒性を有する抗がん剤等の劇薬又は毒薬のように，強い薬理作用又は毒性を有する製品等を含むものであること。当該製品等を

取り扱う作業室において，交叉汚染を防止する適切な措置をとることができない場合には，当該作業室を当該製品等に専用とするとともに，当該製品等の漏出を防止する措置（いわゆる封じ込め措置）を要するものであること。

エ　交叉汚染を防止する適切な措置に関しては，次に掲げる内容であることが求められる。

(ア)薬理学的・毒性学的評価による科学的データに基づいて，当該製品等の成分の残留管理が可能である旨が裏付けられること。また，当該成分の残留管理のための限度値について，薬理学的・毒性学的評価に基づいて設定され，検証された分析法により適切に定量することができること。

(イ)上記(ア)を踏まえ，当該成分の不活化又は製造設備の清浄化（洗浄）について，GMP省令第13条に規定するバリデーションが適切に行われること。

(ウ)その他当該作業室における医薬品に係る製品への交叉汚染の防止に関して，品質リスクマネジメントを活用して製品の製造管理及び品質管理（上記(イ)の不活化又は清浄化が行われた後の再汚染を防止する必要な措置をとることを含む。）が行われること。

製造設備を共用する場合における交叉汚染の防止については，PIC/Sの関連ガイダンス文書PI 043 "CROSS-CONTAMINATION IN SHARED FACILITIES", PI 046 Annex "GUIDELINE ON SETTING HEALTH BASED EXPOSURE LIMITS FOR USE IN RISK IDENTIFICATION IN THE MANUFACTURE OF DIFFERENT MEDICINAL PRODUCTS IN SHARED FACILITIES", PI 009"INSPECTION OF UTILITIES" 等が参考になるものであること。

オ　当該製品等の漏出を防止する措置に関して，空気処理システムを別系統にする場合には，作業室内の空気が当該システムを通して外気中へ放出されるまでに終末処理を要するものであること。

⑥第9条第1項第6号関係

医薬品に係る製品の製造に必要な質及び量の水（設備及び器具並びに容器の洗浄水，試験検査に用いる水を

含む。）を他から購入等することにより，製造管理及び試験検査に係る業務に支障がない場合には，製造所において必ずしも当該水の供給設備を要しないものであること。

(2) GMP省令第9条第2項の規定は，同令が適用されない物品と医薬品に係る製品との交叉汚染の防止の見地から，医薬品に係る製品等を取り扱う作業室（密閉容器に納められた製品等のみを取り扱う製品等から採取された検体のみを取り扱う作業室を除く。）で，当該物品の製造作業を行うことを制限するものであること。なお，医薬品に係る製品を製造する場合であって，当該製品をGMP省令が適用されない物品（例えば，動物用医薬品，治験の対象とされる薬物等）に併用又は転用することは差し支えないものであること。

① GMP省令第9条第2項ただし書に関して，同令が適用されない物品と医薬品に係る製品との交叉汚染を防止する適切な措置については，次に掲げる対応が求められる。

ア．薬理学的・毒性学的な評価による科学的データに基づいて，当該物品の成分の残留管理が可能である旨が裏付けられること。また，当該成分の残留管理のための限度値について，薬理学的・毒性学的評価に基づいて設定され，検証された分析法により適切に定量することができること。

イ．当該成分を不活化又は除去するため，上記ア．を踏まえ，あらかじめ検証された工程又は清浄化が適切に行われること。

ウ．当該作業室における医薬品に係る製品への交叉汚染の防止（GMP省令第8条の2参照。）に関して，品質リスクマネジメントを活用して，製造管理及び品質管理（上記イ．の不活化又は清浄化が行われた後の再汚染を防止する必要な措置をとることを含む。）が行われること。

② GMP省令第9条第2項第1号及び第2号については，同令が適用されない物品と医薬品に係る製品との交叉汚染を防止する適切な措置をとることが困難であると考えられるものであること。これらの場合において，医薬品に係る製品等を取り扱う作業室で当該物品の製造作業

を行ってはならないものであること。
　　ア．第9条第2項第1号関連
　　　微量で過敏症反応を示す物質に関して，GMP省令が
　　　適用されない物品のうち，例えば，治験の対象とされ
　　　る薬物の製造作業においてペニシリン類，セファロス
　　　ポリン類等の強い感作性を有する物質を取り扱う場合
　　　が考えられるものであること。
　　イ．第9条第2項第2号関連
　　　GMP省令が適用されない物品のうち，人の身体に使
　　　用されることが目的とされていないものは，その成分
　　　について必ずしも人に対する薬理作用及び毒性が明ら
　　　かでない場合があり，当該成分の薬理学的・毒性学的
　　　評価による科学的データに基づいて交叉汚染を防止す
　　　る適切な措置が困難と考えられるものであること。

14．第10条（製造管理）関係
　医薬品の製造業者等の製造所において製造部門に行わせる
　製造管理に係る業務について規定するものであること。
　(1)第10条第1号関係
　　製造工程（保管を含む。）における指示事項，注意事項
　　その他必要な事項には，その製造工程に応じて，次に掲
　　げる事項のうち該当するものを含むものであること。そ
　　れらの事項を記載した文書（以下「製造指図書」という。）
　　を作成し，承認を行う業務については，製造部門の職員
　　のうち，当該製造指図書による作業内容を熟知している
　　職員を作成及び承認の責任者に選任し，その職責及び権
　　限を含め，GMP省令第6条第4項の規定による文書に
　　適切に定めておくことが求められる。承認医薬品に係る
　　製品を製造する場合において，製造指図書の内容が当該
　　医薬品の承認事項と相違することのないよう管理するこ
　　とは，その製造管理に係る重要な業務のひとつであること。
　　①製造指図書の作成及び承認の日付，製造指図書の管理
　　　番号
　　②製造指図書の作成及び承認の責任者（GMP省令第20
　　　条第1項第1号の規定による承認を行った者）の氏名
　　　並びに配付先
　　③製造工程の製造作業を指示する責任者の氏名，製造作

業を行うべき日付及び（必要に応じて）時刻

④製品（中間製品を含む。）の名称（又は製品の規格に関連付ける参照番号）及び性状又は剤形

⑤製造工程で使用する原料等の名称（又は原料等の規格に関連付ける参照番号），GMP省令第11条第1項第8号の規定による品質部門からの文書による報告（原料等について試験検査の結果を判定した結果の報告）に基づくロット番号（ロットを構成しない原料については製造番号）及び管理単位番号の指定，使用数量，使用順序，取扱い上の注意事項等

⑥製造工程における製品（中間製品を含む。）のバッチサイズ，期待される収量（期待される収量を求めることが困難な場合には標準的な収量）及び収量の許容限度値

⑦製造工程における温度，時間その他の工程内管理値等の重要な工程パラメータ，作業所及び設備器具の清浄に関する指示事項及び注意事項（交叉汚染を防止するための注意事項を含む。）等

⑧その他製造作業に必要な事項（例えば，作業所内における原料，資材及び製品（中間製品を含む。）の運搬及び一時保管の条件，製造作業の時間的間隔等）

(2)第10条第2号関係

製造部門の責任者により，製造指図書に基づいて，製品の製造作業に従事する職員に対する当該作業の指示を要するものであること。当該責任者については，その職責及び権限を含め，GMP省令第6条第4項の規定による文書に適切に定めておくことが求められる。

(3)第10条第3号関係

①製品の製造作業は，製造指図書に基づく指示を受けて行うことを趣旨とするものであること。製造指図書に基づかない製造作業が故意に行われることのないよう厳重な手順を定めるとともに，製造指図書からの逸脱が判明したときはGMP省令第15条の逸脱として速やかに所定の対応を要するものであること。

②ロットを構成する製品については，原則として，1の製造指図書に基づいて1の製造期間内に一連の製造工程により製造された製品の一群が1のロットとなる

（均質性を有する）よう製造作業を行うことを要する
ものであること。

(4)第10条第4号関係

ロットごと（ロットを構成しない製品等については製造
番号ごと）に製造に関する記録（以下「製造記録」という。）
の作成及び保管を要するものであること。製造記録には，
その製造工程等に応じて，次に掲げる事項のうち該当す
るものについて記載するものであること。

①製造記録を作成した日付，製造記録の管理番号及び作
成の責任者の氏名

②製品（中間製品を含む。）の名称（又は製品の規格に
関連付ける参照番号）及びロット番号（ロットを構成
しない製品については製造番号）

③製造指図書の写し又はその参照番号

④製造作業の期間（作業期間），製造作業の開始，重要
な中間段階及び完了の日時，製造作業に従事した職員
及び作業主任の氏名又はイニシャル

⑤製造工程で使用した原料等の名称，ロット番号（ロッ
トを構成しない原料については製造番号）及び管理単
位番号，使用数量（実測値）

⑥製造工程を経た製品（中間製品を含む。）の出来高数量，
期待される収量又は標準的な収量に対する収率

⑦工程内検査の結果及び工程内管理値に適合しない結果
となった場合にとられた措置

⑧製造作業が製造指図書に従って行われた旨の確認及び
確認を行った職員の氏名又はイニシャル

⑨製造作業において製造手順等からの逸脱（以下単に「逸
脱」という。）が生じた場合における，逸脱の内容及
び製造部門においてとられた措置

⑩その他製造工程で生じた事象，製造工程で用いた製造
設備及び器具に関する記録等

(5)第10条第5号関係

①製品等についてはロットごと（ロットを構成しない製
品等については製造番号ごと）に，資材については管
理単位ごとに，それぞれ適正である旨を確認するとと
もに，当該確認の結果（GMP省令第12条の規定によ
る出荷の可否の決定結果を含む。）に関する記録の作

成及び保管を要するものであること。

②原料，資材及び製品（中間製品を含む。）が適正である旨の確認は，GMP省令第11条第1項第4号に規定する試験検査の結果について同項第8号の規定による品質部門からの報告に基づくほか，法第50条から第52条までの規定による事項が記載されている資材及び製品については，当該記載が適正である旨の確認も含むものであること。

③人又は動物由来の原料を使用して医薬品に係る製品を製造する場合には，当該原料が生物由来原料基準の該当する規定に照らして適正である旨の確認も含むものであること。

(6)第10条第6号関係

①製品等についてはロットごと（ロットを構成しない製品等については製造番号ごと）に，資材については管理単位ごとに，それぞれ適正に保管し，出納を行うとともに，その記録の作成及び保管を要するものであること。

②原料，資材及び製品（中間製品を含む。）の適正な保管及び出納並びにそれらに関する記録については，その原料，資材及び製品に応じて，次に掲げる対応が求められる。

ア．製品等の保管についてはロットごと（ロットを構成しない製品等の保管については製造番号ごと）に，資材の保管については管理単位ごとに，それぞれ明確に標識，区分等がなされ，取違え等を防止する措置がとられていること。

イ．原料，資材及び製品（中間製品を含む。）ごとに，品質部門においてGMP省令第11条第1項第4号に規定する試験検査が行われる前後で標識，区分等がなされ，取違え等を防止する措置がとられていること。

ウ．法第50条から第52条までの規定による事項が記載されている資材の保管にあっては，品目別に区分されるとともに，それぞれの保管場所に当該資材の品目名又は品目記号の標識がなされ，取違え等を防止する措置がとられていること。

エ．製品等の保管に関して，その品質に影響のないよう適切な保管条件の下で行われていること。関係法令に

264

よる保管条件が定められている場合には，当該保管条
　　件によること。
　オ．原料等の保管及び出納に関する記録には，原料につ
　　いてはロットごと（ロットを構成しない原料について
　　は製造番号ごと）に，資材については管理単位ごとに，
　　入庫した日付及び数量，保管中にとられた措置，出庫
　　した日付及び数量が記載されていること。
　カ．製品（中間製品を含む。）の保管及び出納に関する
　　記録には，各製品のロットごと（ロットを構成しない
　　製品については製造番号ごと）に入庫した日付及び数
　　量，保管中にとられた措置，出庫した日付及び数量並
　　びに当該製造所からの出荷先が記載されていること。
(7)第10条第7号関係
　製造工程（保管を含む。）に係る構造設備の清浄を確認
するとともに，当該確認の結果に関する記録の作成及び
保管を要するものであること。
(8)第10条第8号関係
　製造作業に従事する職員の衛生管理を行うとともに，当
該衛生管理に関する記録の作成及び保管を要するもので
あること。職員の衛生管理については，その製造所にお
ける製造工程等に応じて，次に掲げる対応が求められる。
①製造作業に従事する職員以外の者の作業所への立入り
　の制限
②作業所における，入退時の更衣及び手洗い，防護具の
　着用等
③職員の健康状態の把握
④作業所における，所持品及び化粧の制限，飲食喫煙の
　禁止等
(9)第10条第9号関係
①製造工程（保管を含む。）に係る構造設備を定期的に
　点検整備するとともに，当該点検整備に関する記録の
　作成及び保管を要するものであること。
②製造工程（保管を含む。）に係る計器について，校正
　を適切に行う（当該製造業者等の責任の下，適切な認
　証機関等に依頼して行う場合を含む。）とともに，当
　該校正に関する記録の作成及び保管を要するものであ
　ること。

⑽第 10 条第 10 号関係

　上記⑷から⑼までの記録により製造管理が適切に行われていることを確認し，当該確認の結果について，品質保証に係る業務を担当する組織への文書による報告を要するものであること。

　①製造部門からの当該文書による報告を踏まえ，品質保証に係る業務を担当する組織において GMP 省令第 11 条第 3 項の規定による確認がなされるものであること。

　②製造管理が適切に行われていること確認し，当該確認の結果の報告書を作成し，承認を行う業務については，製造部門の職員のうち，製造管理に関して熟知している職員を当該確認の責任者に選任し，その職責及び権限を含め，GMP 省令第 6 条第 4 項の規定による文書に適切に定めておくことが求められる。

⑾第 10 条第 11 号関係

　①その他製造管理のために必要な業務としては，例えば，交叉汚染することにより他の製品等に重大な影響が及ぶおそれのある製品等を取り扱う場合における，交叉汚染の防止に係る業務等が考えられるものであること。

　②放射性医薬品区分製造所においては，放射性医薬品に係る製品（中間製品を含む。）及び放射性物質たる原料の保管及び出納の管理に関して，製造取扱規則第 2 条第 4 項及び第 6 項の規定による取扱いを含む適切な管理とすることで差し支えないものであること。

15. 第 11 条（品質管理）関係

医薬品の製造業者等の製造所において品質部門に行わせる品質保証及び試験検査に係る業務について規定するものであること。

　⑴品質部門（試験検査に係る業務を担当する組織）の行う試験検査（外部試験検査機関に依頼して行う場合を含む。）は，その製造所において取り扱う原料，資材及び製品（中間製品を含む。）について，医薬品製品標準書（承認事項，法第 42 条第 1 項の規定により定められた基準その他事項に関する法令又はこれに基づく命令若しくは処分のうち試験検査に関する事項を含む。）及び GMP 省令第 8 条第 1 項の手順書に基づくものであること。輸

266

入製品について，その外国製造業者の製造所における製造工程（保管を含む。）が適切に行われていることを確認するために試験検査を行うとしても，外国製造業者による製造管理及び品質管理を代替しうるものではない。

①第11条第1項第1号関係

製品等についてはロットごと（ロットを構成しない製品等については製造番号ごと）に，資材については管理単位ごとに試験検査を行うのに必要な検体を採取するとともに，その記録の作成及び保管を要するものであること。

ア．検体を採取する業務は，原則として品質部門の職員が行うものであること。ただし，GMP省令第10条第6号の規定により製造部門が保管している原料，資材及び製品（中間製品を含む。）から検体を採取する業務について，同令第4条第2項に規定する品質部門の独立性が保たれる限りにおいて，品質部門の監督指示の下，当該原料，資材及び製品を取り扱う製造部門の職員に行わせることは差し支えないものであること。なお，採取された検体たる原料，資材及び製品についても，GMP省令第10条第6号の規定による出納の対象となるものであること。原料等の検体の採取については，PIC/SのGMPガイドラインのアネックス8が参考になるものであること。

イ．検体の採取に関する記録（以下「検体採取記録」という。）には，採取した検体に応じて，次に掲げる事項のうち該当するものについて記載するものであること。なお，下記④ア．の試験検査記録に検体の採取に関する事項が記載される場合には，検体採取記録を別途作成することを要しないものであること。

㋐検体採取記録を作成した日付，検体採取記録の管理番号及び作成の責任者の氏名

㋑検体の名称（又は検体たる原料，資材若しくは製品の規格に関連付ける参照番号）及び検体識別番号

㋒原料等の検体にあっては原料等の供給者の名称

㋓上記㋑の検体が採取された製品等のロット番号（ロットを構成しない製品等については製造番号）又は資材の管理単位番号

㋘上記㋑の検体の採取方法(採取に用いた器具,容器等)及び採取数量

㋙上記㋑の検体を採取した場所及び日時並びに採取の責任者の氏名

②第11条第1項第2号関係

採取した検体及びその試験検査用の標準品について,外部試験検査機関で保管する場合を含めて,適切な保管(混同するおそれがなく,好ましくない保存状態を避ける方法によるほか,当該検体及び標準品を試験検査に用いた履歴(試験検査に用いた日付,数量等を記録したもの)とともに保管する等)を要するものであること。

③第11条第1項第3号関係

品質部門の責任者により,原料,資材及び製品(中間製品を含む。)の試験検査に従事する職員(外部試験検査機関で当該試験検査を担当する者を含む。)に対して,当該作業につき文書(試験検査指示書)による指示を要するものであること。当該責任者については,その職責及び権限を含め,GMP省令第6条第4項の規定による文書に適切に定めておくことが求められる。承認医薬品に係る製品を製造する場合において,試験検査指示書の内容が当該医薬品の承認事項と相違することのないよう管理することは,その試験検査に係る重要な業務のひとつであること。試験検査指示書には,その試験検査に応じて,次に掲げる事項のうち該当するものについて記載するものであること。

ア.試験検査指示書の作成及び承認の日付,試験検査指示書の管理番号

イ.試験検査指示書の作成及び承認の責任者(GMP省令第20条第1項第1号の規定による承認を行った者)の氏名並びに配付先(外部試験検査機関を含む。)

ウ.検体の名称(又は検体たる原料,資材若しくは製品の規格に関連付ける参照番号)及び検体識別番号

エ.医薬品製品標準書及びGMP省令第8条第1項の手順書に基づく試験検査の項目及び試験検査を行うべき日付

オ.試験検査に用いる設備,器具,計器等の指定

カ．試験検査における検体の取扱いその他の指示事項及び注意事項

④第 11 条第 1 項第 4 号関係

採取した検体について，試験検査指示書に基づき，製品等についてはロットごと（ロットを構成しない製品等については製造番号ごと）に，資材については管理単位ごとに試験検査を行うとともに，その記録の作成及び保管を要するものであること。

ア．試験検査に関する記録（以下「試験検査記録」という。）には，その試験検査に応じて，次に掲げる事項のうち該当するものについて記載するものであること。

(ア)試験検査記録を作成した日付，試験検査記録の管理番号及び作成の責任者の氏名

(イ)試験検査を行った検体の名称（又は検体たる原料，資材若しくは製品の規格に関連付ける参照番号）及び検体識別番号(ウ)上記(イ)の検体の採取場所，性状又は剤形，原料等の検体にあっては原料等の供給者の名称等

(エ)上記(イ)の検体が採取された製品等のロット番号（ロットを構成しない製品等については製造番号）又は資材の管理単位番号

(オ)試験検査指示書の写し又はその参照番号

(カ)試験検査の項目及び検体たる原料，資材又は製品の規格

(キ)試験検査を行った日時，試験検査に用いた設備，器具，計器等及び試験検査に従事した職員の氏名又はイニシャル（外部試験検査機関の場合には，外部試験検査機関の名称及び担当者の氏名又はイニシャル）

(ク)試験検査で得られた数値（その算出式を含む。），観察された事象等

(ケ)GMP 省令第 11 条第 1 項第 8 号の規定による判定の結果，当該判定を行った日付及び当該判定の責任者の氏名

イ．試験検査記録については，試験検査に係る業務の一部を外部試験検査機関に依頼して行う場合にあっても，試験検査を依頼した製造所の品質部門において作成することが求められる。

⑤第 11 条第 1 項第 5 号関係

最終製品（ロットを構成するものに限る。）の参考品及び保存品の保管について規定するものであること。

ア．所定の試験検査とは，医薬品製品標準書（承認事項，法第 42 条第 1 項の規定により定められた基準その他薬事に関する法令又はこれに基づく命令若しくは処分のうち試験検査に関する事項を含む。）及び GMP 省令第 8 条第 1 項の手順書に基づく試験検査を指すものであること。適切な保管条件については，原則としてその最終製品が市場に出荷された形態（出荷時の包装単位が大容量である等，保管上やむを得ない場合には，市場に出荷されたものと同等の機能の包装がなされた形態）で，通常の流通状態における保管条件も勘案することが求められる。また，混同するおそれがなく，好ましくない保存状態を避ける方法によるほか，参考品を試験検査に用いた履歴（試験検査に用いた日付，数量等を記録したもの）とともに保管する等，適切な保管が求められる。

イ．最終製品の保存品について，当該参考品と同期間の保管を要するものであること。保存品の包装形態及び保管条件が参考品と同等の場合には，必ずしも参考品と区別して保管することを要しないものであること。

ウ．参考品及び保存品とする検体を採取する時点において，当該ロットについて必ずしも GMP 省令第 12 条第 1 項の規定による出荷判定が完了していることを要しないものであること。また，保存品については，その目的（流通している製品との同一性の確認）を十分果たすことができる限りにおいて，必ずしもロットごとに検体を採取して保存品とすることを要しないものであること。

エ．参考品及び保存品の保管期間については，その最終製品のロットが製造された日から，当該製品（最終製品）の有効期間に 1 年（放射性医薬品の最終製品にあっては 6 ヶ月又は品質リスクマネジメントに基づく適切な日数）を加算した期間とするものであること。

⑥第 11 条第 1 項第 6 号関係

医薬品に係る製品の製造に使用した原料等のうち当該

製品の品質に影響を及ぼすものについて，参考品の保管を規定するものであること。

ア．各原料等が製品品質に影響を及ぼすものかどうかについては，製造業者等において各原料等の品質リスクを特定し，評価した結果に基づいて判断されるべきものであること。

イ．当該原料等について，原料にあっては当該原料のロットごと（ロットを構成しない原料については製造番号ごと）に所定の試験検査（当該原料の試験検査）に必要な量の２倍以上の量の，資材にあっては当該資材の管理単位ごとに所定の試験検査（当該資材の試験検査）に必要な量の参考品の保管を要するものであること。

ウ．所定の試験検査とは，医薬品製品標準書（承認事項，法第42条第１項の規定により定められた基準その他薬事に関する法令又はこれに基づく命令若しくは処分のうち試験検査に関する事項を含む。）及びGMP省令第８条第１項の手順書に基づく試験検査を指すものであること。適切な保管条件については，当該原料等の供給者によって設定された保管条件を考慮の上，製造業者等において当該原料等の品質リスクを特定し，評価した結果に基づいて設定することが求められる。また，混同するおそれがなく，好ましくない保存状態を避ける方法によるほか，当該参考品を試験検査に用いた履歴（試験検査に用いた日付，数量等を記録したもの）とともに保管する等，適切な保管が求められる。

エ．当該原料等の参考品の保管期間については，それぞれ当該原料等が使用された製品についてGMP省令第12条第１項の規定による出荷判定が行われた日から，放射性医薬品に係る製品の原料にあっては当該原料の安定性に基づく適切な期間，その他の原料等にあっては２年間とするものであること。

オ．当該原料等の供給者については，GMP省令第11条の４第２項の規定による適切な管理を要するものであること。

⑦第11条第１項第７号関係

試験検査に関する設備及び器具を定期的に点検整備するとともに，当該点検整備に関する記録の作成及び保

管を要するものであること。また，試験検査に関する
計器の校正を適切に行うとともに，当該校正に関する
記録の作成及び保管を要するものであること。

⑧第11条第1項第8号関係

ア．上記④の試験検査（外部試験検査機関に依頼して行
う場合のほか，GMP省令第11条第2項の規定によ
り外国製造業者が行った試験検査の記録を確認するこ
とをもって代える場合を含む。）の結果の判定を行い，
当該判定の結果について，製造部門への文書による報
告を要するものであること。

　㋐品質部門からの当該文書による報告を踏まえ，製造
部門においてGMP省令第10条第5号の規定によ
る確認がなされるものであること。

　㋑試験検査の結果を判定し，承認を要する業務について
は，品質部門の職員の
うち，当該試験検査の規格及び品質保証に関して熟
知している職員を当該判定の責任者に選任し，その
職責及び権限を含め，GMP省令第6条第4項の規
定による文書に適切に定めておくことが求められる。

　㋒同じ検体について行われた試験検査において複数
回の測定等の一部がOOSとなった場合の判定に当
たっては，当該データの適切な取扱いが求められる。

イ．上記④の試験検査についてOOSとなった場合には，
あらかじめGMP省令第8条第1項の手順書に定めた
手順に従って，当該OOSの原因を究明し，その原因
を解消してOOSの再発を防止するため所要の是正措
置及び予防措置をとるとともに，その記録の作成及び
保管を要するものであること。是正措置及び予防措置
の記録については，当該措置の進捗スケジュールに
沿って漸次に作成することが求められる。

　㋐上記イ．の原因の究明に関して，製品（中間製品を
含む。）の試験検査のOOSについて製造部門におけ
る製造工程（保管を含む。），製造作業等に起因する
場合のほか，原料又は資材の試験検査のOOSにつ
いて当該原料又は資材の供給者に起因する場合，試
験検査に係る業務を担当する組織又は外部試験検査
機関における検体の取扱い，試験検査の方法等に起

272

因する場合等があり得るものであること。

(イ)上記イ．の是正措置及び予防措置をとった上でなお
も同様のOOSとなることが頻発する場合には，GMP
省令第11条の3第1項第1号の規定による製品品
質の照査を行うことが考慮されるものであること。

⑨第11条第1項第9号関係
その他品質保証及び試験検査のために必要な業務とし
ては，行われる試験検査に応じて，例えば，試験検査
用の試薬試液及び培地の管理，その記録の作成及び保
管等が考えられるものであること。

(2)輸入製品に係るGMP省令第11条第1項第4号に規定
する試験検査（外観検査を除く。）に関して，輸入先国
におけるGMP基準及び当該GMP基準に対する適合性
の確認に関する手続が我が国のものと同等であると認め
られる場合に，製造業者の製造所の品質保証に係る業務
を担当する組織において，当該輸入製品について輸入先
国の外国製造業者が行った試験検査の記録を確認するこ
とをもって代えることができる取扱いについて規定する
ものであること。

①輸入先国におけるGMP基準及び当該GMP基準に対
する適合性の確認に関する手続が我が国のものと同等
であると認められる場合としては，現在のところ，欧
州連合，スイス，英国及びオーストラリアとの間で所
管当局によるGMP適合性確認の結果の相互受入を合
意している医薬品に関するものであること。

②輸入製品に係るGMP省令第11条第1項第4号に規
定する試験検査を，当該輸入製品について輸入先国の
外国製造業者が行った試験検査の記録を確認すること
をもって代えることができる場合にあっても，当該輸
入製品の外観検査，同令第11条の2第1項第4号又
は第21条の2第1項第4号の規定による安定性モニ
タリングの評価，同令第16条の品質情報等から品質
に疑義が生じたときには，必要な試験検査を行うこと
が求められる。

③輸入先国の外国製造業者の製造所は，法第13条の3
第1項の規定による認定を受けている必要があるもの
であること。承認医薬品に係る製品にあっては，当該

273

外国製造業者の製造所及び製造工程（保管を含む。）を含めて，当該医薬品の承認事項になっていることが前提であること。

④輸入先国の外国製造業者が行う試験検査に関して，外部試験検査機関で行われる場合も含まれうるが，承認医薬品に係る製品にあっては，当該外部試験検査機関を含めて，当該医薬品の承認事項になっていることが前提であること。

⑤製造業者が，輸入製品に係る GMP 省令第 11 条第 1 項第 4 号に規定する試験検査を当該輸入製品について輸入先国の外国製造業者が行った試験検査の記録を確認することをもって代える場合において，品質保証に係る業務を担当する組織に行わせる業務については次に掲げるとおりであること。

ア．第 11 条第 2 項第 1 号関係
当該輸入製品が当該外国製造業者の製造所において適切な製造手順等により製造されていることに関して，定期的な確認を要するものであること。当該輸入製品に係る製造販売業者との取決めに基づき，当該製造販売業者が GQP 省令第 10 条第 1 項第 1 号の規定により定期的に確認した結果を共有することは差し支えないものであること。

イ．第 11 条第 2 項第 2 号関係
当該外国製造業者の製造所が輸入先国における GMP 基準に適合していることに関して，輸入先国の所管当局が発給した当該適合を証する文書（GMP 証明書若しくは製剤証明書）又はその写しを定期的に（当該証明書に有効期間が定められている場合には当該有効期間ごとに）入手し，確認することは差し支えないものであること。

ウ．第 11 条第 2 項第 3 号関係
品質保証に係る業務を担当する組織において，上記ア．及びイ．の確認の記録の作成及び保管を要するものであること。

エ．第 11 条第 2 項第 4 号関係
(ｱ)当該外国製造業者が行った試験検査（GMP 省令第 11 条第 1 項第 4 号に規定する試験検査）の記録に

274

ついては，当該外国製造業者の製造所の品質部門において作成されたものであること。

欧州連合加盟国を輸入先国とする製品にあっては，「相互承認に関する日本国と欧州共同体との間の協定の運用について」（平成28年4月28日付け薬生監麻発0426第3号厚生労働省医薬・生活衛生局監視指導・麻薬対策課長通知）の記の4. に掲げる事項が記載されたバッチ証明書を指すものであること。

(イ)品質保証に係る業務を担当する組織において，上記(ア)の記録から当該輸入製品に係る試験検査が適正である旨を確認するとともに，その確認の記録の作成及び保管を要するものであること。

(3)品質保証に係る業務を担当する組織において，GMP省令第10条第10号の規定により製造部門から文書により報告された製造管理に係る確認の結果について，ロットごと（ロットを構成しない製品等については製造番号ごと）に確認を要するものであること。

16. 第11条の2（安定性モニタリング）関係

(1)最終製品たる医薬品の製造所において品質部門に行わせる当該医薬品（最終製品たる医薬品）の安定性モニタリングに係る業務について規定するものであること。

①第11条の2第1項第1号関係
安定性モニタリングを行う医薬品（最終製品たる医薬品）を適切に選定し，必要量の検体の採取を要するものであること。

ア．品質リスクを特定し，評価を行った結果に基づいて適切に選定する限りにおいて，必ずしも全ての包装形態，全てのロットについて安定性モニタリングを行うことを要しないが，その選定の妥当性を示す根拠も含めて，下記⑤の記録の作成が求められる。

イ．安定性モニタリング用の検体を採取する時点において，当該検体を採取するロットについて必ずしもGMP省令第12条第1項の規定による出荷判定が完了していることを要しないものであること。

②第11条の2第1項第2号関係
上記①の医薬品（最終製品たる医薬品）の規格のうち

保存により影響を受けやすい項目及び OOS となった場合に当該医薬品（最終製品たる医薬品）の有効性又は安全性に影響を及ぼすと考えられる項目について，試験検査の項目として選定を要するものであること。必ずしも最終製品の規格の項目全てについて試験検査を行うことを要しないが，その選定の妥当性を示す根拠も含めて，下記⑤の記録の作成が求められる。

③第 11 条の 2 第 1 項第 3 号関係

上記①の検体を保管し，上記②の試験検査の項目について，適切な間隔で試験検査（外部試験検査機関に依頼して行う場合を含む。）を要するものであること。当該試験検査を行う間隔については，その医薬品（最終製品たる医薬品）が有効期間にわたって規格に適合しているかどうかを継続的に確認できるよう適切に設定することが求められる。

④第 11 条の 2 第 1 項第 4 号関係

上記③の試験検査の結果に基づき，当該医薬品（最終製品たる医薬品）の品質への影響の評価を要するものであること。また，上記①の検体のほか，GMP 省令第 11 条第 1 項第 5 号又は第 6 号の参考品について当該製品の出荷後に試験検査を行った場合も同様の対応が求められる（下記⑤及び(2)において同じ。）。

⑤第 11 条の 2 第 1 項第 5 号関係

上記①の検体の採取については GMP 省令第 11 条第 1 項第 1 号に規定する検体の採取と同様に，上記③の試験検査については同項第 4 号に規定する試験検査と同様に，記録の作成及び保管を要するものであること。また，安定性モニタリングを行う医薬品（最終製品たる医薬品）及び試験検査の項目の選定，検体の保管並びに試験検査の結果に基づく品質への影響評価に関する記録の作成及び保管を要するものであること。

(2)上記(1)④の評価の結果から OOS 又はそのおそれ（例えば，有効期間中に OOS を生じる可能性を示唆する傾向）がある場合には，最終製品たる医薬品の製造業者等は，所要の措置（当該医薬品（最終製品たる医薬品）に係る製造販売業者への速やかな連絡，医薬品（最終製品たる医薬品）の回収の判断に必要な情報の提供等）をとると

ともに，当該措置に係る記録の作成及び保管を要するものであること。なお，当該製造販売業者への連絡，情報の提供等については，GQP省令第7条第6号の規定により当該製造販売業者が製造業者又は外国製造業者と取り決めた事項に照らして適切なものであることが求められる。

17. 第11条の3（製品品質の照査）関係
  (1)医薬品の製造業者等の製造所において品質保証に係る業務を担当する組織に行わせる製品品質の照査に係る業務について規定するものであること。
    ①第11条の3第1項第1号関係
      製造工程（保管を含む。）並びに原料,資材及び製品（中間製品を含む。）の規格（医薬品製品標準書又はGMP省令第8条第1項の手順書に記載されているもの。原料等の規格については，同令第11条の4第1項第1号の規定による。）の妥当性（GMP省令第3条の3第2号の品質目標を達成する上での妥当性）を検証することを目的として，定期的（過去に行われた製品品質の照査の結果を考慮した上で，通常1年ごと）又は随時に，製品品質の照査を要するものであること。随時に行う製品品質の照査としては,例えば,ある製品（中間製品を含む。）の試験検査についてOOSとなることが頻発する場合において，当該製品の製造工程（保管を含む。）及び規格並びに使用する原料等の規格について妥当性を再検証することを目的として，随時に製品品質の照査を行うなどが考えられるが，そうした場合のみに限定されるものではない。
    ②第11条の3第1項第2号関係
      製品品質の照査を行った結果について，製造管理者への文書による報告を要するものであること。
    ア．品質保証に係る業務を担当する組織からの当該報告書を踏まえ，製造管理者によりGMP省令第5条第1項第1号及び第2号の業務が行われるものであること。
    イ．当該報告書を作成し，承認を行う業務については，品質保証に係る業務を担当する組織の職員のうち，製品品質の照査に関して熟知している職員を作成及び承

277

認の責任者に選任し，その職責及び権限を含め，GMP 省令第6条第4項の規定による文書に適切に定めておくことが求められる。

(2)製品品質の照査の結果から，その製造所における製品の製造管理若しくは品質管理に関して改善を要する場合又は GMP 省令第13条に規定するバリデーションを行うことを要する場合において，製造業者等は，同令第5条第1項第2号の規定による製造管理者からの報告を踏まえ，所要の措置（GMP 省令第6条第2項に規定する責任者の適切な配置，同条第3項に規定する人員の十分な確保，同条第4項に規定する管理体制の整備，その他必要な資源の配分，同令第13条に規定するバリデーションを行うこと等）をとるとともに，当該措置の記録の作成及び保管を要するものであること。なお，法第18条第4項の規定により，医薬品の製造業者は，法第17条第7項の規定により述べられた医薬品製造管理者の意見を尊重するとともに，法令遵守のために措置を講ずる必要があるときは当該措置を講ずること等を要するものであること。

18. 第11条の4（原料等の供給者の管理）関係

(1)医薬品の製造業者等の製造所において品質保証に係る業務を担当する組織に行わせる原料等の供給者の管理に係る業務について規定するものであること。

①第11条の4第1項第1号関係
原料等について，その品質の確保のため適切な規格を定めることを要するものであること。当該規格については，医薬品製品標準書の記載事項となるものであること。

②第11条の4第1項第2号関係
原料等の供給者について，適格性を評価した上で選定することを要するものであること。

③第11条の4第1項第3号関係
原料等の製造管理及び品質管理が適切かつ円滑に行われているかどうかについて定期的な確認を要するものであること。承認医薬品に係る製品の原料等について，その原料等の製造所が承認事項となっている場合

には，その製造所が承認事項に従っている旨の確認を
含むものであること。その原料等を使用する製品に係
る製造販売業者との取決めに基づき，当該製造販売業
者がGQP省令第10条第1項第1号の規定により定期
的に確認した結果を共有することは差し支えないもの
であること。

④第11条の4第1項第4号関係

上記①から③までの業務に係る記録の作成及び保管を
要するものであること。

(2)原料等のうち製品品質に影響を及ぼすものについて，当
該原料等の製造管理及び品質管理の方法に関してその供
給者と文書により必要な取決め（品質保証に係る業務を
担当する組織がGMP省令第11条の4第1項各号の業
務を適切に行うため必要な事項を含む。）の締結を要す
るものであること。ただし，当該取決めが，当該原料等
を使用する製品に係る製造販売業者又は外国製造医薬品
等特例承認取得者と当該供給者との間において締結され
ている場合は，この限りでないものであること。例えば，
医薬品の有効成分として使用する原料について，その医
薬品の製造販売業者と当該原料の供給者との間において
GQP省令第7条の規定により必要な取決めが締結され
ている場合は，当該原料を使用する製造業者等と当該原
料の供給者との間での取決めの締結を要しないものであ
ること。

①各原料等が製品品質に影響を及ぼすものかどうかにつ
いては，GMP省令第11条第1項第6号と同様に，製
造業者等において各原料等の品質リスクを特定し，評
価した結果に基づいて判断されるべきものであること。

②医薬品の有効成分として使用される原料の供給者の
管理については，PIC/Sの関連ガイダンス文書PI
047 Annex "GUIDELINE ON THE PRINCIPLES OF
GOOD DISTRIBUTION PRACTICE OF ACTIVE
SUBSTANCES FOR MRDICINAL PRODUCTS FOR
HUMAN USE" 等が参考になるものであること。ま
た，有効成分以外の原料の供給者の管理については，
PIC/Sの関連ガイダンス文書PI 045 "GUIDELINES
ON THE FORMALISED RISK ASSESSMENT FOR

ASCERTAINING THE APPROPRIATE GOOD
MANUFACTURING PRACTICE FOR EXCIPIENTS
OF MEDICINAL PRODUCTS FOR HUMAN USE"
等が参考になるものであること。

③製品品質に影響を及ぼす原料等について，その供給者
を変更するときには，当該変更に関して GMP 省令第
14 条の規定による適切な管理を要するほか，必要に
応じて，変更後の供給者からの原料等を使用して同令
第 13 条に規定するバリデーションを行うことが求め
られる。

19. 第 11 条の 5（外部委託業者の管理）関係

(1)製造・品質関連業務の一部を外部委託業者に委託する
場合には，当該外部委託業者と文書により必要な取決
めの締結を要するものであること。ただし，当該取決め
が，当該製造・品質関連業務が行われる製品に係る製造
販売業者又は外国製造医薬品等特例承認取得者と当該外
部委託業者との間において締結されている場合には，こ
の限りでないものであること。例えば，GMP 省令第 11
条第 1 項第 4 号に規定する試験検査を外部委託業者（外
部試験検査機関）に委託して行う場合であって，当該試
験検査が行われる製品に係る製造販売業者と当該外部委
託業者（外部試験検査機関）との間において GQP 省令
第 7 条の規定により必要な取決めが締結されていると
きは，当該試験検査に係る製品の製造業者等と当該委託業
者（外部試験検査機関）との間での取決めの締結を要し
ないものであること。

① GMP 省令第 11 条第 1 項第 4 号に規定する試験検査
を外部委託業者（外部試験検査機関）に委託して行う
場合には，外部委託業者（外部試験検査機関）とあら
かじめ，同項第 3 号の文書による作業の指示，同項第
4 号の記録の作成及び信頼性確保の方法（試験検査の
結果の伝達等の相互の連絡方法を含む。），試験検査を
行うに当たって必要な技術的条件及び検体の運搬時に
おける管理の方法，外部委託業者（外部試験検査機関）
が委託された試験検査に係る業務（試験検査に関する
設備及び器具の定期的な点検整備並びに計器の校正を

含む。）を適正かつ円滑に行っているかどうかについて同条第2項第2号の定期的な確認の方法等，必要な事項について取り決めておくことが求められる。

②外部委託業者に委託しうる製造・品質関連業務としては，GMP省令第11条第1項第4号に規定する試験検査のほか，例えば次に掲げる業務が考えられるが，これらの業務のみに限定されるものではなく，また，いずれも他の事業者に行わせることにつき支障がないと認められる範囲に限られるものであること。

ア．GMP省令第9条第1項第1項に規定する構造設備（同令第23条及び第26条に規定する構造設備を含む。）の清掃及び保守

イ．GMP省令第11条第1項第2号に規定する検体及び試験検査用標準品の保管

ウ．GMP省令第11条第1項第5号に規定する最終製品の参考品並びに同項第6号に規定する原料等の参考品の保管及び試験検査

エ．GMP省令第11条第1項第7号に規定する設備及び器具の点検整備並びに計器の校正

オ．GMP省令第11条の2第1項第3号に規定する安定性モニタリングに係る検体の保管及び試験検査

カ．GMP省令第18条第1項第1号に規定する自己点検

キ．GMP省令第20条第1項第3号に規定する文書及び記録の保管

ク．GMP省令第21条第1項に規定する原薬たる医薬品の参考品の保管及び試験検査

ケ．GMP省令第21条の2第1項第3号に規定する安定性モニタリングに係る検体の保管及び試験検査

コ．GMP省令第22条第1項に規定する文書及び記録の保管

サ．GMP省令第27条第1項第7号及び第28条第2項第3号に規定する使用動物の飼育

シ．GMP省令第27条第1項第8号及び第28条第2項第4号に規定する汚染物及び動物死体の処置

ス．GMP省令第27条第1項第12号に規定する生物由来原料に関する記録の保管

セ．GMP省令第28条第1項に規定する特定生物由来医

薬品又は細胞組織医薬品の最終製品の参考品又は生物由来原料の保管及び試験検査

ソ．GMP省令第30条に規定する文書及び記録の保管

タ．GMP省令第11条第1項第4号に規定する試験検査並びに上記ウ．，オ．，ク．，ケ．及びセの試験検査のうち委託されたものについて，当該外部試験検査機関における試験検査の方法が期待される結果を与えることを検証するバリデーションに係るGMP省令第13条第1項各号の業務

なお，上記ウ．，オ．，ク．，ケ．及びセの試験検査に係る外部試験検査機関について，必ずしも当該試験検査に係る医薬品の承認事項になっていることは前提としないが，GMP省令第11条の5の規定による適切な管理を要するものであること。

(2)医薬品の製造業者等があらかじめ指定した者に行わせる外部委託業者の管理に係る業務について規定するものであること。あらかじめ指定した者については，当該委託に係る製造・品質関連業務を熟知している職員を当該外部委託業者の管理の責任者としてあらかじめ指定し，その職責及び権限を含め，GMP省令第6条第4項の規定による文書に適切に定めておくことが求められる。

①第11条の5第2項第1号関係

外部委託業者との取決めの締結に際して，当該外部委託業者の適性及び能力の確認を要するものであること。ただし，当該取決めが，当該製造・品質関連業務が行われる製品に係る製造販売業者又は外国製造医薬品等特例承認取得者と当該外部委託業者との間において締結されている場合には，この限りでないものであること。

②第11条の5第2項第2号関係

外部委託業者が当該委託に係る製造・品質関連業務を適切かつ円滑に行っているかどうかについて定期的に確認するとともに，必要に応じて当該外部委託業者への改善請求を行うものであること。当該委託に係る製造・品質関連業務が行われる製品に係る製造販売業者との取決めに基づき，当該製造販売業者がGQP省令第10条第1項第1号の規定により定期的に確認した

結果及び同条第2項第1号の規定により指示した結果を共有することは差し支えないものであること。

③第11条の5第2項第3号関係
上記①及び②の業務に係る記録の作成及び保管を要するものであること。

20. 第12条（製造所からの出荷の管理）関係
(1)医薬品の製造業者等の製造所において品質保証に係る業務を担当する組織に行わせる製造所からの出荷の管理に係る業務について規定するものであること。

①製造・品質関連業務が適切に行われたかどうかの評価及び製品の製造所からの出荷の可否の決定に関しては、当該可否の決定に係る製品について、GMP省令第10条第10号の規定による製造部門からの文書による報告、同令第11条第1項第8号の規定による判定の結果、同条第3項の規定による確認等を踏まえて、その製造所における製造・品質関連業務の状況をロットごと（ロットを構成しない製品については製造番号ごと）に把握した上で、当該評価及び決定がなされるものであること。

②放射性医薬品区分製造所においては、放射性医薬品に係る製品の製造所からの出荷及び出庫における運搬に関して、製造取扱規則第2条第7項及び運搬基準の規定による放射性輸送物の適格性の確認を含む適切な管理とすることで差し支えないものであること。なお、当該運搬に関する管理については、GQP省令第7条第4号の規定により当該放射性医薬品の製造販売業者が放射性医薬品区分製造所の製造業者と取り決めた事項に照らして適切なものであることが求められる。

(2)上記(1)の業務（製造所からの出荷の管理に係る業務）を行う者については、PIC/SのGMPガイドラインにおけるオーソライズドパーソン（Authorised Person(s)）の役割を担うものであり、品質保証に係る業務を担当する組織の職員のうち、その製造所における製造・品質関連業務の種類及び内容、当該職員の実務経験並びにGMP省令第19条、第25条及び第29条の規定による教育訓練の経歴等に鑑みて、当該業務を適正かつ円滑に実施し

283

うる能力を有する責任者を選任し，その職責及び権限を含め，同令第6条第4項の規定による文書に適切に定めておくことが求められる。

(3) 製造業者等は，上記(1)の業務（製造所からの出荷の管理に係る業務）を行う者が当該業務を行うに当たって，支障を生じないようにしなければならないものであること。

(4) 上記(1)①の決定（製品の製造所からの出荷の可否の決定）が適正に行われるまで，製造所から製品を出荷してはならないものであること。

① 品質部門において製品の試験検査の結果の判定（GMP省令第11条第1項第8号の規定による判定）が適切に行われた上で，品質保証に係る業務を担当する組織による上記(1)①の決定がなされ，製造所から製品を出荷することが原則であるが，有効期間が短い等，その特性上，所定の試験検査の一部について結果が判明する前に上記(1)①の決定を行わざる得ない製品を製造する場合であって次に掲げる事項に合致するときは，当該試験検査の結果の判定が行われる前に上記(1)①の決定を行うこととして差し支えないものであること。

ア．当該製品に係る医薬品の承認事項，法第42条第1項の規定により定められた基準その他薬事に関する法令又はこれに基づく命令若しくは処分のうち品質に関する事項として，所定の試験検査の一部について結果の判定が行われる前に，製品の製造所からの出荷の可否の決定を行うことができる旨が定められていること。

イ．医薬品製品標準書及びGMP省令第8条第1項第8号の手順を記載した文書に，所定の試験検査の一部について結果の判定が行われる前に製品の製造所からの出荷の可否の決定を適切に行うため必要な事項，手続き等をあらかじめ定めていること。

ウ．当該製品を製造所から出荷した後に判明した試験検査の結果について，当該製品に係る製造販売業者への速やかな連絡，医薬品の回収の判断に必要な情報の提供等，所要の措置をとること。なお，当該連絡等については，GQP省令第7条第6号の規定により当該製造販売業者が製造業者又は外国製造業者と取り決めた事項に照らして適切なものであることが求められる。

②その製造業者等の他の医薬品包装等区分製造所又は保管のみを行う製造所における保管のため製品を搬送する場合には、GMP省令第11条第1項第8号の規定による判定が行われる前に製品を出庫することは差し支えないものであること。この場合、その医薬品包装等区分製造所又は保管のみを行う製造所からの出荷の可否の決定に際して、当該2製造所における製造・品質関連業務が適切に行われたかどうかについて包括して評価することを要するものであること。また、そうした出荷の可否の決定に関する手順について、GMP省令第8条第1項の手順書に適切に定めておくことが求められる。

21. 第13条（バリデーション）関係
(1)医薬品の製造業者等があらかじめ指定した者に行わせるバリデーションに係る業務について規定するものであること。あらかじめ指定した者については、バリデーションの対象となる構造設備、手順、工程等に関して熟知している職員を当該バリデーションの責任者としてあらかじめ指定し、その職責及び権限を含め、GMP省令第6条第4項の規定による文書に適切に定めておくことが求められる。
　①第13条第1項第1号関係
　　バリデーションを行うに当たっては、GMP省令第3条の4第1項の規定による品質リスクマネジメントの活用及び同令第11条の3第1項第1号の規定による製品品質の照査とともに、本通知の第4の2.のバリデーション指針又はこれと同等以上の海外のガイドライン（例えば、PIC/SのGMPガイドラインのアネックス15及び関連する推奨文書PI006"VALIDATION MASTER PLAN, INSTLLATION AND OPERATIONAL QUALIFICATION, NON-STERILE PROCESS VALIDATION, CLEANING VALIDATION"等）を参照することが求められる。
　ア. 第13条第1項第1号イ関係
　　「当該製造所において新たに医薬品の製造を開始する場合」とは、医薬品に係る製品について、その製造所において新たに製造を開始（新たな製造品目を導入）

する場合を指すものであること。承認医薬品に係る製品にあっては，その製造所及び製造工程（保管を含む。）を含めて，当該医薬品の承認事項になることが前提であり，承認事項の一部変更承認において製造所が追加又は変更される場合を含むものであること。

イ．第13条第1項第1号ロ関係

「製造手順等について製品品質に大きな影響を及ぼす変更がある場合」とは，製造所の構造設備，手順，工程等について変更を行う場合であって，その変更が製品品質に大きな影響を及ぼすと考えられるときを指すものであること。製品品質に大きな影響を及ぼすかどうかについては，製造業者等において当該変更の品質リスクを特定し，評価した結果に基づいて判断されるべきものであるが，製造手順等の変更はGMP省令第14条の規定による適切な管理を要するものであり，また，承認医薬品に係る製品にあっては当該承認事項の一部変更承認を要する可能性があるものであること。

ウ．第13条第1項第1号ハ関係

「その他製品の製造管理及び品質管理を適切に行うために必要と認められる場合」としては，無菌性保証に係る重要工程の定期的なバリデーションが含まれるほか，例えば，製品の試験検査（GMP省令第11条の2第1項第3号及び同令第21条の2第1項第3号に規定する試験検査を含む。）においてOOSが発生又はそのおそれがある場合，同令第11条の3第1項第1号の規定による製品品質の照査の結果からバリデーションを行うことを要する場合等が考えられるものであること。

②第13条第1項第2号関係

バリデーションの計画及び結果について，品質保証に係る業務を担当する組織への文書による報告を要するものであること。

(2)上記(1)のバリデーションの結果から，その製造所における製品の製造管理又は品質管理に関し改善が必要な場合には，製造業者等は，所要の措置（製造手順等の見直し等）をとるとともに，当該措置の記録の作成及び保管を要するものであること。

22. 第14条（変更の管理）関係

(1)医薬品の製造業者等の製造所において原料，資材若しくは製品（中間製品を含む。）の規格又は製造所の構造設備，手順，工程等について変更（原料等の供給者又は外部委託業者を変更する場合を含む。以下同じ。）を行おうとする場合にあらかじめ指定した者に行わせる業務について規定するものであること。あらかじめ指定した者については，変更を行おうとする原料，資材若しくは製品（中間製品を含む。）の規格又は製造所の構造設備，手順，工程等に関して熟知している職員を当該変更の管理の責任者としてあらかじめ指定し，その職責及び権限を含め，GMP省令第6条第4項の規定による文書に適切に定めておくことが求められる。

①第14条第1項第1号関係

当該変更による製品品質及び承認事項への影響の評価を要するものであること。承認事項が変更されることに伴う変更の場合には，変更後の承認事項に従っているかどうか（GMP省令第3条の2参照。）についての評価を要するものであること。

②第14条第1項第2号関係

上記①の評価の結果から，当該変更が製品品質若しくは承認事項に影響を及ぼす場合又はそのおそれがある場合には，当該変更に関連する製品に係る製造販売業者及び外国製造医薬品等特例承認取得者への事前の連絡及び確認を要するものであること。なお，当該製造販売業者への事前の連絡及び確認については，GQP省令第7条第5号の規定により当該製造販売業者が製造業者又は外国製造業者と取り決めた事項に照らして適切なものであることが求められる。

③第14条第1項第3号関係

上記①及び②の評価及び確認の結果に基づき，当該変更を行うことについて品質保証に係る業務を担当する組織における承認を要するものであること。品質保証に係る業務を担当する組織の職員から，当該変更の承認の責任者をあらかじめ指定し，その職責及び権限を含め，GMP省令第6条第4項の規定による文書に適切に定めておくことが求められる。

④第14条第1項第4号関係

上記③の承認を受けて変更を行うに際して，当該変更が反映されるべき全ての関連文書（医薬品製品標準書及びGMP省令第8条第1項の手順書のほか，製造指図書，試験検査指示書等を含む。）が確実に改訂され，関連する職員への教育訓練等を通じて当該変更の内容が徹底されることを確保することを趣旨とするものであること。なお，当該文書の改訂についても，GMP省令第20条第1項の規定による適切な管理を要するものであること。

⑤第14条第1項第5号関係

上記①から④までの業務の実施状況について，品質保証に係る業務を担当する組織及び製造管理者への文書による報告を要するものであること。当該文書による報告を踏まえ，品質保証に係る業務を担当する組織においてGMP省令第5条第1項第3号の業務，製造管理者により同令第5条第1項第1号の業務が行われるものであること。

⑥第14条第1項第6号関係

上記①から⑤までの業務に係る記録の作成及び保管を要するものであること。

(2)医薬品の製造業者等の製造所において品質保証に係る業務を担当する組織に行わせる上記(1)の変更（原料，資材若しくは製品（中間製品を含む。）の規格又は製造所の構造設備，手順，工程等についての変更）を行った後の業務について規定するものであること。

①第14条第2項第1号関係

製品品質への影響（製品品質に好ましくない又は意図しない影響が生じていないかどうか等）を再確認し，当該変更の目的（GMP省令第3条の3第2号の品質目標を含む。）が達成されていることを確認するための評価を要するものであること。

ア．製造業者等において当該変更の品質リスクを特定し，評価した結果に基づいて，当該変更の目的が達成されていることを確認するための評価に要する製品のロット数，製造期間等をあらかじめ定めた上で，当該評価を行うことが可能となり次第，遅滞なく製品品質への

　　　　影響を再確認することが求められる。

　イ．製造手順等について製品品質に大きな影響を及ぼす
　　変更が行われた場合には，GMP省令第13条に規定す
　　るバリデーションの結果（同条第1項第2号の規定に
　　よる品質保証に係る業務を担当する組織への報告書）
　　の評価を含むものであること。

②第14条第2項第2号関係
　　製品品質又は承認事項に影響を及ぼす変更を行った場
　合には，当該変更に関連する製品に係る製造販売業者
　及び外国製造医薬品等特例承認取得者への連絡を要す
　るものであること。なお，当該連絡について，上記(1)
　②の確認を受けていることをもって代替しうるもので
　はないこと。なお，当該製造販売業者への連絡につい
　ては，GQP省令第7条第2号の規定により当該製造
　販売業者が製造業者又は外国製造業者と取り決めた事
　項に照らして適切なものであることが求められる。

③第14条第2項第3号関係
　　上記①及び②の業務に係る記録の作成及び保管を要す
　るものであること。

23. 第15条（逸脱の管理）関係
(1)医薬品の製造業者等の製造所において構造設備，手順，
　工程等からの逸脱が生じた場合にあらかじめ指定した者
　に行わせる業務について規定するものであること。なお，
　OOSが生じた場合における業務については，GMP省令
　第11条第1項第8号の規定によるものであること。あら
　かじめ指定した者については，逸脱が生じた場合にお
　ける業務を熟知している職員を責任者としてあらかじめ
　指定し，その職責及び権限を含め，同令第6条第4項の
　規定による文書に適切に定めておくことが求められる。

①第15条第1項第1号関係
　　医薬品製造標準書及びGMP省令第8条第1項の手順
　書に定められている事項に限らず，製造所の構造設備
　並びに手順，工程その他の製造管理及び品質管理の方
　法に期待される状態が保たれていない場合には逸脱と
　して，その内容を記録するとともに，当該逸脱による
　影響を調査し，その結果について，品質保証に係る業

務を担当する組織への文書による報告及び確認を要するものであること。

②第15条第1項第2号関係

　重大な逸脱が生じた場合において追加的に必要となる業務について規定するものであること。重大な逸脱であるかどうかについては、製造業者等において当該逸脱による品質リスクを特定し、評価した結果に基づいて判断されるべきものであるが、例えば、当該逸脱により製品品質に影響を及ぼす又はそのおそれがある場合、承認事項に従っていない又はそのおそれがある場合等は、重大な逸脱と考えうるものであること。

ア．当該逸脱に関連する製品に係る製造販売業者への速やかな連絡を要するものであること。なお、当該製造販売業者への連絡については、GQP省令第7条第6号の規定により当該製造販売業者が製造業者又は外国製造業者と取り決めた事項に照らして適切なものであることが求められる。

イ．当該逸脱の原因を究明するとともに、その結果を踏まえて、所要の是正措置及び予防措置をとらなければならないものであること。

ウ．上記ア．及びイ．の内容について、品質保証に係る業務を担当する組織への文書による報告及び確認を要するものであること。当該文書による報告を踏まえ、品質保証に係る業務を担当する組織においてGMP省令第5条第1項第3号の業務が行われるものであること。

エ．上記イ．の是正措置及び予防措置をとった上でなお同様の逸脱が再発する場合には、逸脱を生じた製造手順等の妥当性を再検証することを目的として、GMP省令第11条の3第1項第1号の規定による製品品質の照査を行うことが考慮されるものであること。

　なお、重大な逸脱と判断しなかった場合にあっても、当該逸脱に起因して最終製品又は原薬たる医薬品の有効期間又はリテスト日までの期間中にOOSを生じる可能性が否定できないときは、該当する製品ロットについて、当該逸脱による影響の程度を評価することを目的として、GMP省令第11条の2又は第21条の2の規定による安定性モニタリングを行うこと等が望ましいもので

あること。
　③第15条第1項第3号関係
　　上記①及び②の業務に係る記録の作成及び保管を要す
　　るものであること。是正措置及び予防措置の記録につ
　　いては，当該措置の進捗スケジュールに沿って漸次に
　　作成し，その時点での是正措置及び予防措置の内容に
　　ついて遅滞なく品質保証に係る業務を担当する組織へ
　　の文書による報告及び確認が求められる。
(2)品質保証に係る業務を担当する組織において，上記(1)①
　及び②ウ．の確認に関する記録の作成及び保管並びに製
　造管理者への文書による適切な報告を要するものである
　こと。なお，これら記録の作成及び保管並びに報告は，
　重大な逸脱が生じた場合に限らないものであること。
　①品質保証に係る業務を担当する組織からの当該報告書
　　を踏まえ，製造管理者によりGMP省令第5条第1項
　　第1号，第2号及び第4号の業務が行われるものであ
　　ること。
　②当該報告書を作成し，承認を行う業務については，品
　　質保証に係る業務を担当する組織の職員のうち，逸脱
　　の管理に関して熟知している職員を作成及び承認の責
　　任者に選任し，その職責及び権限を含め，GMP省令
　　第6条第4項の規定による文書に適切に定めておくこ
　　とが求められる。

24. 第16条（品質情報及び品質不良等の処理）関係
　(1)医薬品の製造業者等が製品に係る品質等に関する情報
　　（以下「品質情報」という。）を得た場合にあらかじめ指
　　定した者に行わせる業務について規定するものであるこ
　　と。製品に係る品質情報として，製品の製造に使用した
　　原料等の品質に関する情報も含まれるものであること。
　　あらかじめ指定した者については，製品に係る品質情報
　　を得たときの業務を熟知している職員を責任者としてあ
　　らかじめ指定し，その職責及び権限を含め，GMP省令
　　第6条第4項の規定による文書に適切に定めておくこと
　　が求められる。
　①第16条第1項第1号関係
　　当該品質情報に係る事項がその製造所に起因するもの

であるか否かによらず，得られた品質情報の内容を記載した記録の作成及び保管を要するものであること。当該記録には，次に掲げる事項のうち該当するものについて記載するものであること。

ア．当該記録を作成した日付，当該記録の管理番号及び作成の責任者の氏名

イ．製品に係る品質情報を最初に得た日付（第一報の入手日）及び関連する追加の品質情報を得た日付

ウ．上記イ．の品質情報を提供した者の名称又は氏名及び所在地又は住所並びに提供した経緯

エ．上記イ．の品質情報に係る事項の発生又は判明した日付及び場所並びに製品品質に好ましくない影響を及ぼす又はそのおそれのある事象の詳細（関連する場所，物品等の画像を含む。）

オ．上記イ．の品質情報に関連する原料，資材及び製品の名称（又は原料，資材若しくは製品の規格に関連付ける参照番号）及びロット番号（ロットを構成しない製品等については製造番号）又は管理単位番号（関連するロット，製造番号又は管理単位の範囲が直ちに特定されなかった場合には，当該範囲が特定された日付を付注する。）

②第16条第1項第2号関係
当該品質情報に係る事項がその製造所に起因するものでないことが明らかな場合を除き，その原因を究明し，製造・品質関連業務に関し改善が必要な場合には，所要の是正措置及び予防措置をとらなければならないものであること。所要の是正措置及び予防措置をとった上でなおも同様の品質情報又は品質不良が再発する場合には，GMP省令第11条の3第1項第1号の規定による製品品質の照査を行うことが考慮されるものであること。

③第16条第1項第3号関係
上記②の原因究明の結果並びに是正措置及び予防措置の記録を作成し，保管するとともに，品質保証に係る業務を担当する組織への文書による速やかな報告及び確認を要するものであること。

ア．原因究明の結果の記録には，次に掲げる事項のうち

該当するものについて記載するものであること。

(ア)当該記録を作成した日付，当該記録の管理番号及び作成の責任者の氏名

(イ)品質情報に関連する製品について，製造所からの出荷後の状況（関連する製品ロットの出荷先，他の製造所において製造の用に供される製品にあってはその使用状況，最終製品にあっては市場流通の状況，有効期間又はリテスト日までの期間等）に関して調査した結果

(ウ)品質情報に関連する原料，資材及び製品について，参考品の試験検査を行った結果

(エ)品質情報に関連する最終製品について，保存品との同一性を確認した結果

(オ)品質情報に関連する原料，資材及び製品のロット（ロットを構成しない製品等については製造番号）又は管理単位に係る試験検査記録を照査した結果

(カ)品質情報に関連する製品のロット（ロットを構成しない製品については製造番号）に係る製造，保管及び出納に関する記録を照査した結果

(キ)製造所の構造設備及び職員の衛生管理に関する記録を照査した結果

(ク)上記(イ)から(キ)までの調査及び照査等の結果から特定された原因

イ．是正措置及び予防措置の記録については，当該措置の進捗スケジュールに沿って漸次に作成し，その時点での是正措置及び予防措置の状況について速やかに品質保証に係る業務を担当する組織への文書による報告及び確認が求められる。

④第16条第1項第4号関係

上記③の報告及び確認の記録の作成及び保管を要するものであること。

(2)上記(1)③の確認により品質不良又はそのおそれが判明した場合には，当該品質不良又はそのおそれに関する事項について，品質保証に係る業務を担当する組織から製造管理者への文書による報告を要するものであること。また，製造業者等は，所要の措置（当該品質情報に関連する製品に係る製造販売業者への速やかな連絡，製品回収

の判断に必要な情報の提供等）をとるとともに，当該措置の記録の作成及び保管を要するものであること。

①品質保証に係る業務を担当する組織からの当該報告書を踏まえ，製造管理者により GMP 省令第 5 条第 1 項第 4 号の業務が行われるものであること。

②当該報告書を作成し，承認を行う業務については，品質保証に係る業務を担当する組織の職員のうち，品質不良等の処理に関して熟知している職員を作成及び承認の責任者に選任し，その職責及び権限を含め，GMP 省令第 6 条第 4 項の規定による文書に適切に定めておくことが求められる。

③当該製造販売業者への連絡，情報の提供等については，GQP 省令第 7 条第 6 号の規定により当該製造販売業者が製造業者又は外国製造業者と取り決めた事項に照らして適切なものであることが求められる。

25. 第 17 条（回収等の処理）関係

(1)医薬品の製造業者等の製造所において回収された製品（その製造所以外の場所にあった製品が使用，販売等に供されないよう引き取られてきた場合を指し，最終製品以外の製品を含む。以下「回収製品」という。）を保管する場合にあらかじめ指定した者に行わせる業務について規定するものであること。なお，当該回収製品がその製造所に起因するものであるか否かによらず，回収製品を保管する場合に適用されるものであること。あらかじめ指定した者については，回収製品の内容等に応じて，その処理に関して熟知している職員を責任者としてあらかじめ指定し，その職責及び権限を含め，GMP 省令第 6 条第 4 項の規定による文書に適切に定めておくことが求められる。

①第 17 条第 1 項第 1 号関係
回収製品を区分して一定期間保管した上で，適切な処理を要するものであること。

ア．回収製品を保管する期間として，その処理が決定されるまでの期間，その製造所に起因する品質不良について原因が究明されるまでの期間等が考えられるものであること。

イ．市場に出荷された最終製品たる医薬品の回収については，当該医薬品の製造販売業者がGQP省令第12条の規定に従って行うものであり，市場から回収された最終製品を保管する場合には，当該製造販売業者との連携が求められる。

②第17条第1項第2号関係

その回収に至った理由によらず，回収製品の内容を記載した保管及び処理の記録を作成し，保管するとともに，品質保証に係る業務を担当する組織及び製造管理者への文書による報告を要するものであること。

ア．回収製品の保管及び処理の記録には，その回収製品の内容等に応じて，次に掲げる事項のうち該当するものについて記載するものであること。

　㋐当該記録を作成した日付，当該記録の管理番号及び作成の責任者の氏名

　㋑回収製品の内容（名称，性状又は剤形，包装の形態及び単位，数量，ロット番号（ロットを構成しない回収製品については製造番号）等

　㋒回収製品に係る製造販売業者の名称，回収製品の保管及び処理に関する指示事項等

　㋓回収製品を保管した場所及び期間（始期及び終期の日付），保管に従事した職員の氏名又はイニシャル等

　㋔回収製品の処理の方法及び結果，処理に従事した職員の氏名又はイニシャル等

イ．上記ア．の記録に基づく文書による報告を踏まえ，製造管理者によりGMP省令第5条第1項第1号及び第2号の業務が行われるものであること。

(2)使用又は出荷に不適とされた原料（生物由来原料が微生物等により汚染されている場合を含む。），資材及び製品（中間製品を含む。）の保管及び処理について，GMP省令第17条第1項の規定を準用するものであること。あらかじめ指定した者については，使用又は出荷に不適とされた原料，資材又は製品の内容等に応じて，その処理に関して熟知している職員を責任者としてあらかじめ指定し，その職責及び権限を含め，GMP省令第6条第4項の規定による文書に適切に定めておくことが求められる。

①第17条第2項において準用する同条第1項第1号関係

295

使用又は出荷に不適とされた原料，資材及び製品を区
　　分して一定期間保管した後，適切な処理を要するもの
　　であること。
ア．GMP 省令第 11 条第 1 項第 4 号に規定する試験検査
　　が OOS となったことにより使用又は出荷に不適とさ
　　れた原料，資材及び製品について，同項第 8 号の原因
　　究明のため一定期間保管する場合が考えられるもので
　　あること。
イ．製造手順等からの逸脱に起因して使用又は出荷に不
　　適とされた原料，資材及び製品について，GMP 省令
　　第 15 条第 1 項第 1 号の影響調査及び同項第 2 号の原
　　因究明のため一定期間保管する場合が考えられるもの
　　であること。
ウ．法第 50 条から第 52 条までの規定による記載事項に
　　変更があった場合には，変更前の記載がなされている
　　資材及び製品について，それぞれ使用又は出荷に適さ
　　ないものとして区分して保管し，適切に処理すること
　　が求められる。
エ．使用又は出荷に不適とされた製品（中間製品を含む。）
　　及び原料について，再加工等の処理により使用又は出
　　荷に供することは，製品品質に好ましくない影響を及
　　ぼすおそれがあるほか，承認医薬品に係る製品（中間
　　製品を含む。）及びその原料にあっては承認事項に従っ
　　ていないおそれが大きいものであること。
②第 17 条第 2 項において準用する同条第 1 項第 2 号関係
　　使用又は出荷に不適とされた理由によらず，その原料，
　　資材及び製品の内容を記載した保管及び処理の記録の
　　作成及び保管，並びに品質保証に係る業務を担当する
　　組織及び製造管理者への文書による報告を要するもの
　　であること。
ア．使用又は出荷に不適とされた原料，資材及び製品の
　　保管及び処理の記録には，使用又は出荷に不適とされ
　　た原料，資材又は製品の内容等に応じて，次に掲げる
　　事項のうち該当するものについて記載するものである
　　こと。
　（ア）当該記録を作成した日付，当該記録の管理番号及び
　　　作成の責任者の氏名

(ｲ)使用又は出荷に不適とされた原料，資材又は製品の
内容（名称，性状又は剤形，包装の形態及び単位，
数量，ロット番号（ロットを構成しない製品等につ
いては製造番号）等）

(ｳ)使用に不適とされた原料又は資材について，その供
給者の名称

(ｴ)使用又は出荷に不適とされた原料，資材又は製品の
保管及び処理に関する注意事項等

(ｵ)使用又は出荷に不適とされた原料，資材又は製品を
保管した場所及び期間（始期及び終期の日付），保
管に従事した職員の氏名又はイニシャル等

(ｶ)使用又は出荷に不適とされた原料，資材又は製品の
処理の方法及び結果，処理に従事した職員の氏名又
はイニシャル等

イ．上記ア．の記録に基づく文書による報告を踏まえ，
製造管理者により GMP 省令第 5 条第 1 項第 1 号及び
第 2 号の業務が行われるものであること。

(3)放射性医薬品区分製造所においては，回収され，又は使
用若しくは出荷に不適当とされた製品（中間製品を含
む。），原料及び資材のうち放射性物質又は放射性物質に
よって汚染された物を廃棄処分する場合について，製造
取扱規則第 2 条第 5 項及び第 3 条の規定による廃棄を含
む適切な管理とすることで差し支えないものであること。

26．第 18 条（自己点検）関係
(1)医薬品の製造業者等があらかじめ指定した者に行わせる
自己点検に係る業務について規定するものであること。
あらかじめ指定した者については，自己点検の対象とな
る業務の内容を熟知している職員を当該自己点検の責任
者としてあらかじめ指定し，その職責及び権限を含め，
GMP 省令第 6 条第 4 項の規定による文書に適切に定め
ておくことが求められる。また，自己点検の責任者は，
当該自己点検の対象となる業務に従事していない，客観
的な立場にあることが求められる。自己点検に係る業務
の一部を外部委託業者に委託する場合には，同令第 11 条
の 5 の規定による適切な管理を要するものであること。

①第18条第1項第1号関係
　製造・品質関連業務が適切かつ実効性をもって行われ
ているかどうかを評価するため，その製造所における
製造工程等に応じて，次に掲げる業務のうち該当するも
のについて定期的な自己点検を要するものであること。
ア．GMP省令第5条第1項各号の製造管理者の業務
イ．医薬品製品標準書及びGMP省令第8条第1項の手
　順書の作成等に係る業務
ウ．GMP省令第8条の2，第9条第1項第5号ロ及び
　同条第2項に規定する交叉汚染の防止措置に係る業務
エ．GMP省令第9条，第23条及び第26条に規定する
　構造設備の保守，点検等に係る業務
オ．GMP省令第10条，第24条並びに第27条第1項及
　び第2項に規定する製造管理に係る業務
カ．GMP省令第11条第1項，第21条及び第28条に規
　定する品質保証及び試験検査に係る業務
キ．GMP省令第11条第2項及び第3項に規定する品質
　保証に係る業務
ク．GMP省令第11条の2第1項及び第21条の2第1
　項に規定する安定性モニタリングに係る業務
ケ．GMP省令第11条の3第1項に規定する製品品質の
　照査に係る業務
コ．GMP省令第11条の4第1項に規定する原料等の供
　給者の管理に係る業務
サ．GMP省令第11条の5第2項に規定する外部委託業
　者の管理に係る業務
シ．GMP省令第12条第1項に規定する製造所からの出
　荷の管理に係る業務
ス．GMP省令第13条第1項に規定するバリデーション
　に係る業務
セ．GMP省令第14条に規定する変更の管理に係る業務
ソ．GMP省令第15条に規定する逸脱の管理に係る業務
タ．GMP省令第16条に規定する品質情報及び品質不良
　等の処理に係る業務
チ．GMP省令第17条に規定する回収等の処理に係る業務
ツ．GMP省令第19条，第25条及び第29条規定する教
　育訓練に係る業務

テ．GMP省令第20条第1項に規定する文書及び記録の管理並びに同令第22条，第27条第3項，第30条及び第31条に規定する文書及び記録の保管に係る業務

ト．GMP省令第8条第2項に規定する文書（同令第20条第2項各号の方法に関する事項を定める文書）の作成及び同令第20条第2項各号の業務（文書及び記録の信頼性確保に係る業務）

②第18条第1項第2号関係

自己点検の結果について，品質保証に係る業務を担当する組織及び製造管理者への文書による報告を要するものであること。

ア．自己点検の結果の文書による報告（以下「自己点検報告書」という。）には，その自己点検の内容等に応じて，次に掲げる事項のうち該当するものについて記載するものであること。

　㋐自己点検報告書の作成及び承認の日付，自己点検報告書の管理番号並びに作成及び承認の責任者の氏名

　㋑自己点検の対象となった業務，当該業務に係る自己点検の対象期間（例えば，前回の自己点検から今回の自己点検までの期間について始期及び終期の日付），その期間に当該業務に従事した職員の氏名又はイニシャル等

　㋒自己点検に係る作業に費やされた期間（自己点検の始期及び終期の日付），当該作業を担当した職員の氏名又はイニシャル等

　㋓自己点検によって検知された不適合その他の望ましくない状況の有無及び詳細（その原因となった又はなり得る状況の特定を含む。）並びに提案される改善（是正措置及び予防措置）

イ．上記ア．の自己点検報告書を踏まえ，製造管理者によりGMP省令第5条第1項第1号及び第2号の業務が行われるものであること。

③第18条第1項第3号関係

自己点検の結果について，記録の作成及び保管を要するものであること。

なお，上記②ア．の自己点検報告書が自己点検の結果の記録を兼ねる場合には，別途作成することを要しな

いものであること。
(2)上記(1)①の自己点検の結果から製造・品質関連業務に関して改善が必要な場合には，製造業者等は，GMP省令第5条第1項第2号の規定による製造管理者からの報告を踏まえ，所要の措置（GMP省令第6条第1項に規定する責任者の適切な配置，同条第3項に規定する人員の十分な確保，同条第4項に規定する管理体制の整備，その他必要な資源の配分，同令第19条，第25条及び第29条に規定する教育訓練等）をとるとともに，当該措置の記録の作成及び保管を要するものであること。

27. 第19条（教育訓練）関係
医薬品の製造業者等があらかじめ指定した者に行わせる製造管理及び品質管理に関する教育訓練に係る業務について規定するものであること。あらかじめ指定した者については，教育訓練を実施する内容を熟知している職員を責任者としてあらかじめ指定し，その職責及び権限を含め，GMP省令第6条第4項の規定による文書に適切に定めておくことが求められる。
(1)第19条第1号関係
①教育訓練を受ける職員は，製造・品質関連業務に従事し，製品品質に影響を及ぼしうる職員（作業所，設備，器具等の清掃，保守，滅菌，点検整備等の業務に従事する職員を含む。）であること。
②製造管理及び品質管理に関する必要な教育訓練は，当該職員の従事する業務の種類，内容等に応じて，必要な知識の教育並びに技能及び技術の実技訓練からなるものであり，次に掲げる内容を含むものであること。
ア．GMP概論（関係法令を含む。）
イ．衛生管理概論
ウ．その製造業者等の品質方針，製造所における品質目標，管理体制等，医薬品品質システムの概要
エ．各職員の業務に関する教育訓練（技能及び技術の実技訓練を含む。）
③計画的に実施するとは，教育訓練の責任者が定めた教育訓練プログラムに基づいて実施する趣旨であること。
(2)第19条第2号関係

教育訓練の実施状況について，品質保証に係る業務を担
　　当する組織及び製造管理者への文書による報告を要する
　　ものであること。
　①教育訓練の実施状況の文書による報告（以下「教育訓
　　練報告書」という。）には，次に掲げる事項について
　　記載するものであること。
　ア．教育訓練報告書の作成及び承認の日付，教育訓練報
　　　告書の管理番号並びに作成及び承認の責任者の氏名
　イ．教育訓練を実施した日付又は期間（始期及び終期の
　　　日付）
　ウ．実施した教育訓練の内容
　エ．教育訓練を受けた職員の氏名，所属等
　オ．教育訓練の責任者の氏名，所属等
　②上記①の教育訓練報告書を踏まえ，製造管理者により
　　GMP省令第5条第1号及び第2号の業務が行われる
　　ものであること。
(3)第19条第3号関係
　　教育訓練の実施の記録の作成及び保管を要するものであ
　　ること。なお，上記(2)①の教育訓練報告書が教育訓練の
　　実施の記録を兼ねる場合には，別途作成することを要し
　　ないものであること。
(4)第19条第4号関係
　①教育訓練の実効性を定期的に評価し，必要に応じて改
　　善（例えば，教育訓練プログラムの改訂，拡充等）を
　　図るとともに，その記録の作成及び保管を要するもの
　　であること。
　②教育訓練の実効性に関して，その教育訓練を受けた職
　　員，組織，部門等ごとに業務の種類，内容等に応じて，
　　必要な知識並びに技能及び技術の習熟度を踏まえ，そ
　　の業務を適切に遂行できるかどうか，教育訓練の頻度
　　及び内容が適切であるかどうか等を定期的に評価する
　　仕組みが求められる。

28. 第20条（文書及び記録の管理）関係
(1)医薬品の製造業者等があらかじめ指定した者に行わせる
　　GMP省令第2章に規定する文書及び記録の管理に係る
　　業務について規定するものであること。あらかじめ指定

した者については，管理の対象となる文書又は記録の内容，取扱い，管理の方法，保管の期間等に関して熟知している職員を当該文書又は記録の管理の責任者としてあらかじめ指定し，その職責及び権限を含め，GMP 省令第 6 条第 4 項の規定による文書に適切に定めておくことが求められる。

①第 20 条第 1 項第 1 号関係

GMP 省令第 2 章に規定する文書を作成し，又は改訂する場合には，承認，配付，保管等を要するものであること。当該文書の承認を行う者については，その内容が適正であることに関して責任を有する者を特定し，GMP 省令第 6 条第 4 項の規定による文書に適切に定めておくことが求められる。

②第 20 条第 1 項第 2 号関係

医薬品製品標準書及び GMP 省令第 8 条第 1 項の手順書を作成し，又は改訂するときは，その作成又は改訂の日付を記載するとともに，それ以前の改訂に係る履歴（作成及び改訂の趣旨及び経緯，承認を行った者の氏名等を記録したもの）の保管を要するものであること。当該履歴については，その文書中に作成及び改訂の日付と併せて記載しておくことで差し支えないものであること。

③第 20 条第 1 項第 3 号関係

GMP 省令第 2 章に規定する文書及び記録の保管期間について規定するものであること。なお，GMP 省令第 22 条又は第 30 条の規定が適用される場合には，同令第 20 条第 1 項第 3 号の規定によらず，同令第 22 条又は第 30 条の規定により当該文書及び記録を保管することが求められる。

ア．医薬品製品標準書及び GMP 省令第 8 条第 1 項の手順書については，使用しなくなった日から 5 年間イ．上記ア．以外の文書及び記録については，作成の日から 5 年間の保管を要するものであること。ただし，当該文書及び記録に係る製品の有効期間に 1 年を加算した期間が 5 年より長い場合には，教育訓練に係る記録（GMP 省令第 19 条第 2 号の規定による教育訓練報告書並びに同条第 3 号及び第 4 号の規定による記録）を

除き，当該製品の有効期間に１年を加算した期間の保管を要するものであること。

(2)医薬品の製造業者等があらかじめ指定した者に行わせる医薬品製品標準書及び GMP 省令第８条第１項の手順書並びに同令第２章に規定する記録の信頼性（いわゆるデータ・インテグリティ）の確保に係る業務について規定するものであること。あらかじめ指定した者については，当該文書及び記録の種類，内容等に応じて，その信頼性の確保に関して熟知している職員を責任者としてあらかじめ指定し，その職責及び権限を含め，GMP 省令第６条第４項の規定による文書に適切に定めておくことが求められる。いわゆる裏マニュアル，二重記録等の不正な文書及び記録はもとより以ての外であるが，医薬品の製造関連の文書及び記録の信頼性の確保については，PIC/S の関連ガイダンス文書 PI 041 "GOOD PRACTICE FOR DATA MANAGEMENT AND INTEGRITY IN REGULATED GMP/GDP ENVIRONMENTS" 等が参考になるものであること。

①第 20 条第２項第１号関係

当該文書及び記録について，その作成及び保管における欠落がないよう，作成時から保管期間が満了するまでの期間にわたって継続的な管理を要するものであること。例えば，作成段階において欠落がないよう必要なチェックを行うほか，作成後において消失，読取り不能等が生じないよう適切なバックアップを行う等が考えられるものであること。

②第 20 条第２項第２号関係

当該文書及び記録について，正確な内容であるよう，作成時から保管期間が満了するまでの期間にわたって継続的な管理を要するものであること。例えば，作成段階において正確な内容となるよう必要なチェックを行うほか，作成後において，内容に不正確な点が判明した場合に必要な訂正を行う，不正な改変等が生じないよう適切な保全措置をとる等が考えられるものであること。

③第 20 条第２項第３号関係

当該文書及び記録について，関連する他の文書及び記

録との不整合がない（整合性及び一貫性が保たれる）
よう，作成時から保管期間が満了するまでの期間にわ
たって継続的な管理を要するものであること。例えば，
他の文書及び記録との整合性及び一貫性について照合
を行う，混同，転記ミス，データのコピーエラーその
他作業上の過誤を防止する措置をとる等が考えられる
ものであること。

④第20条第2項第4号関係
当該文書又は記録について，欠落があった場合又は内
容に不正確若しくは不整合な点が判明した場合には，
その原因を究明し，所要の是正措置及び予防措置をと
らなければならないものであること。

⑤第20条第2項第5号関係
その他当該文書及び記録の信頼性の確保に必要な業務
としては，当該文書及び記録について，作成及び保管
に関連する業務に従事する職員への必要な教育訓練の
実施，作成及び保管に使用する設備，物品等の点検整
備等が考えられるものであること。

⑥第20条第2項第6号関係
上記①から⑤までの業務に係る記録の作成及び保管を
要するものであること。

＜第2節原薬たる医薬品の製造管理及び品質管理（第21条
－第22条）＞
原薬たる医薬品に係る製品の製造管理及び品質管理につい
ては，製造の初期段階（GMP省令第11条の4の規定による
原料等の供給者の管理を含む。）から最終の精製，調製，容
器へ充填及び閉塞する作業に進むに従って段階的に行うこと
を基本として，最終の精製工程その他原薬の製品品質に重大
な影響を与える工程に関して重点的に製造管理及び品質管理
を行うよう，その製造業者等の製造所における医薬品製品標
準書及びGMP省令第8条第1項の手順書に規定しておく必
要があるものであること。
ICHの原薬GMPのガイドライン（Q7Aガイドライン）（「原
薬GMPのガイドラインについて」（平成13年11月2日付け
医薬発第1200号厚生労働省医薬局長通知）参照。）は，PIC/
SのGMPガイドラインのパートⅡに組み入れられていると

ころであり，その Q&A（「原薬 GMP のガイドラインに関する Q&A について」（平成 28 年 3 月 8 日付け厚生労働省医薬・生活衛生局監視指導・麻薬対策課事務連絡）参照。）等とともに，原薬たる医薬品に係る製造・品質関連業務の参考になるものであること。

29. 第 21 条（品質管理）関係

原薬たる医薬品の製造所において品質部門に行わせる当該医薬品（原薬たる医薬品）の参考品の保管について規定するものであること。

(1)所定の試験検査とは，医薬品製品標準書（承認事項，法第 42 条第 1 項の規定により定められた基準その他薬事に関する法令又はこれに基づく命令若しくは処分のうち試験検査に関する事項を含む。）及び GMP 省令第 8 条第 1 項の手順書に基づく試験検査を指すものであること。参考品とする検体を採取する時点において，当該ロットについて必ずしも GMP 省令第 12 条第 1 項の規定による出荷判定が完了していることを要しないものであること。

(2)原薬たる医薬品の参考品の適切な保管条件については，原則として当該医薬品（原薬たる医薬品）が出荷された形態と同等の機能の包装がなされた形態で，通常の輸送状態における保管条件も勘案することが求められる。また，混同するおそれがなく，好ましい保存状態を避ける方法によるほか，当該参考品を試験検査に用いた履歴（試験検査に用いた日付，数量等を記録したもの）とともに保管する等，適切な保管が求められる。保管期間については，それぞれ製造された日から，次に掲げるとおりとするものであること。

①有効期間に代えてリテスト日が設定されている医薬品（当該原薬たる医薬品のうち，原薬たる放射性医薬品を除く。）にあっては，リテスト日までの期間又はその製造所からの出荷が完了した日以後 3 年間のいずれか長い期間

②上記①以外の医薬品（原薬たる医薬品）にあっては，当該医薬品（原薬たる医薬品）の有効期間に 1 年（原薬たる放射性医薬品の場合は 6 ヶ月又は品質リスクマネジメントに基づく適切な日数）を加算した期間

30. 第21条の2（安定性モニタリング）関係
 (1)原薬たる医薬品の製造所において品質部門に行わせる当
　　該医薬品（原薬たる医薬品）の安定性モニタリングに係
　　る業務について規定するものであること。

　①第21条の2第1項第1号関係
　　　安定性モニタリングを行う医薬品（原薬たる医薬品）
　　を適切に選定し，必要量の検体の採取を要するもので
　　あること。
　ア．品質リスクを特定し，評価を行った結果に基づいて
　　　適切に選定する限りにおいて，必ずしも全ての包装形
　　　態，全てのロットについて安定性モニタリングを行う
　　　ことを要しないが，その選定の妥当性を示す根拠も含
　　　めて，下記⑤の記録の作成が求められる。
　イ．安定性モニタリング用の検体を採取する時点にお
　　　いて，当該検体を採取するロットについて必ずしも
　　　GMP省令第12条第1項の規定による出荷判定が完了
　　　していることを要しないものであること。
　②第21条の2第1項第2号関係
　　　当該医薬品（原薬たる医薬品）の規格のうち保存によ
　　り影響を受けやすい項目及びOOSとなった場合に当
　　該医薬品（原薬たる医薬品）の有効性又は安全性に影
　　響を及ぼすと考えられる項目について，試験検査の項
　　目として選定を要するものであること。必ずしも当該
　　原薬の規格の項目全てについて試験検査を行うことを
　　要しないが，その選定の妥当性を示す根拠も含めて，
　　下記⑤の記録の作成が求められる。
　③第21条の2第1項第3号関係
　　　上記①の検体を保管し，上記②の試験検査の項目につ
　　いて，適切な間隔で試験検査（外部試験検査機関に依
　　頼して行う場合を含む。）を要するものであること。
　　当該試験検査を行う間隔については，その医薬品（原
　　薬たる医薬品）が有効期間又はリテスト日までの期間
　　にわたって規格に適合しているかどうかを継続的に確
　　認できるよう適切に設定することが求められる。
　④第21条の2第1項第4号関係
　　　上記③の試験検査の結果に基づき，当該医薬品（原薬
　　たる医薬品）の品質への影響の評価を要するものであ

ること。
　⑤第 21 条の 2 第 1 項第 5 号関係
　　上記①の検体の採取については GMP 省令第 11 条第 1 項第 1 号に規定する検体の採取と同様に，上記③の試験検査については同項第 4 号に規定する試験検査と同様に，記録の作成及び保管を要するものであること。また，安定性モニタリングを行う医薬品（原薬たる医薬品）及び試験検査の項目の選定，検体の保管並びに試験検査の結果に基づく品質への影響評価に関する記録の作成及び保管を要するものであること。
(2)上記(1)④の評価の結果から OOS 又はそのおそれ（例えば，有効期間又はリテスト日までの期間中に OOS を生じる可能性を示唆する傾向）がある場合には，当該原薬たる医薬品の製造業者等は，所要の措置（当該医薬品（原薬たる医薬品）に係る製造販売業者への速やかな連絡，医薬品（当該医薬品（原薬たる医薬品）を原料として使用した最終製品たる医薬品）の回収の判断に必要な情報の提供等）をとるとともに，当該措置に係る記録の作成及び保管を要するものであること。なお，当該製造販売業者への連絡，情報の提供等については，GQP 省令第 7 条第 6 号の規定により当該製造販売業者が製造業者又は外国製造業者と取り決めた事項に照らして適切なものであることが求められる。

31. 第 22 条（文書及び記録の保管）関係
(1)原薬たる医薬品に係る製品を製造する場合における GMP 省令第 2 章に規定する文書及び記録に関して，同令第 20 条第 1 項第 3 号の規定にかかわらず，当該製品に係る文書及び記録の保管期間を規定するものであること。なお，GMP 省令第 30 条の規定が適用される場合には，同令第 22 条の規定によらず，同令第 30 条の規定により当該文書及び記録を保管しなければならないものであること。
(2)上記(1)の文書及び記録の保管期間については，それぞれ作成の日（医薬品製品標準書及び GMP 省令第 8 条第 1 項の手順書については使用しなくなった日）から，次に掲げるとおりとするものであること。

①原薬たる医薬品に係る製品の製造管理及び品質管理に関する教育訓練に係る記録（GMP 省令第 19 条第 2 号の規定による教育訓練報告書並びに同条第 3 号及び第 4 号の規定による記録）にあっては，5 年間

②ロットを構成する医薬品（原薬たる医薬品）のうち有効期間に代えてリテスト日が設定されているものに係る文書及び記録（上記①の記録を除く。）にあっては，下記ア．又はイ．のいずれか長い期間

　ア．当該文書及び記録に係る医薬品（原薬たる医薬品）のロットのリテスト日までの期間

　イ．当該ロットの製造所からの出荷が完了した日以後 3 年間

③上記②以外の医薬品（原薬たる医薬品）に係る文書及び記録（上記①の記録を除く。）にあっては，当該医薬品（原薬たる医薬品）の有効期間に 1 年を加算した期間

＜第 3 節無菌医薬品の製造管理及び品質管理（第 23 条 – 第 25 条）＞

　無菌医薬品（無菌化された医薬品）には，注射剤（注射用水を含む。），点眼剤，眼軟膏剤のほか，承認事項に無菌性の規格が設定されている医薬品（無菌性の規格が設定されている外用剤，原薬たる医薬品等）を含むものであること。無菌医薬品に係る製造・品質関連業務については，PIC/S の GMP ガイドラインのアネックス 1 及びアネックス 17 のほか，「「無菌操作法による無菌医薬品の製造に関する指針」の改訂について」（平成 23 年 4 月 30 日付け厚生労働省医薬食品局監視指導・麻薬対策課事務連絡），「「最終滅菌法による無菌医薬品の製造に関する指針」の改訂について」（平成 24 年 11 月 9 日付け厚生労働省医薬食品局監視指導・麻薬対策課事務連絡），「第十七改正日本薬局方第二追補の制定により削除された参考情報の取扱いについて」（令和元年 6 月 28 日付け厚生労働省医薬・生活衛生局医薬品審査管理課，監視指導・麻薬対策課事務連絡）等が参考になるものであること。

32．第 23 条（無菌医薬品の製造所の構造設備）関係
　(1)無菌医薬品区分製造所の構造設備に関して，その製造所における製造工程等に応じて要否を判断する事項を規定

するものであり，それらに鑑みて製造所の構造設備が適合しているかどうかを判断するものであること。

(2)無菌医薬品区分製造所の構造設備については，GMP省令第23条のほか，同令第9条第1項も適用されるものであること。無菌医薬品区分製造所の構造設備についても，PIC/Sの関連ガイダンス文書 PI 009"INSPECTION OF UTILITIES" 等が参考になるものであること。

①第23条第1号関係

無菌医薬品に係る製品の作業所のうち，作業室又は作業管理区域について，当該製品の種類，剤形及び製造工程に応じ，清浄の程度を維持管理できる構造及び設備を要するものであること。

②第23条第2号関係

洗浄後の容器の乾燥作業又は滅菌作業を行う作業室について，洗浄後の容器が汚染されるおそれがない場合を除き，専用であることを要するものであること。

③第23条第3号関係

作業室について，次に掲げる構造設備，装置等を要するものであること。

ア．洗浄後の容器の乾燥及び保管を適切に行うために必要な設備

イ．無菌医薬品に係る製品の種類に応じ，その製造に必要な滅菌装置

ウ．無菌操作を行う区域について，フィルターにより処理された清浄な空気を供し，かつ，適切な差圧管理を行うために必要な構造設備

エ．注射剤に係る製品の製造作業を行う作業室にあっては，無菌性保証に影響を及ぼす接液部の配管等について，洗浄が容易で，かつ，滅菌が可能な設備

④第23条第4号関係

無菌医薬品に係る製品たる薬剤の調製作業，充填作業，又は無菌医薬品に係る製品の滅菌のために行う調製作業以降の作業（表示及び包装作業を除く。）を行う作業室又は作業管理区域に関して規定するものであるが，当該製品に求められる無菌性保証の度合いを考慮し，弾力的に適用するものであること。

ア．検証された製造手順等により無菌医薬品に係る製品

が汚染されるおそれがない場合には，非無菌医薬品の作業所との区別は必ずしも要しないものであること。なお，無菌医薬品に係る製品か非無菌医薬品に係る製品かによらず，医薬品に係る製品への交叉汚染を防止するため，製造手順等について所要の措置がとられていなければならないものであること（GMP省令第8条の2参照。）。

イ．調製作業を行う作業室及び充填作業又は閉塞作業を行う作業室について，当該作業を閉鎖式操作（いわゆるクローズドシステム）の設備により連続して行う場合には，必ずしも作業室が専用であることを要さず，各作業を同一の作業室において行うことは差し支えないものであること。また，注射剤以外の無菌医薬品に係る製品について，充填作業又は閉塞作業を閉鎖式操作（いわゆるクローズドシステム）の設備により行う場合には，必ずしも作業室が専用であることを要さず，各作業を調製作業と同一の作業室において行うことは差し支えないものであること。放射性医薬品に係る製品の調製作業を行う作業室及び充填作業室又は閉塞作業を行う作業室にあっては，必ずしも専用であることを要しないものであること。

ウ．上記イ．の作業を行う職員の専用の更衣室を要するものであること。

⑤第23条第5号関係

無菌医薬品に係る製品の製造に必要な蒸留水等（設備及び器具並びに容器の洗浄，試験検査に用いるものを含む。）を供給する設備について，当該蒸留水等（蒸留水のほか，精製水，注射用水等を含む。）の異物又は微生物による汚染を防止する構造を要するものであること。異物又は微生物による汚染を防止する構造としては，例えば，給水パイプ等の材質，形状，適切な傾斜構造，高温度の循環装置等が考えられるものであること。

33．第24条（製造管理）関係

(1)無菌医薬品区分製造所において製造部門に行わせる製造管理に係る業務について規定するものであること。

(2)無菌医薬品に係る製品の製造管理については，その製造所における製造工程等に応じて，GMP省令第24条各号の業務のほか，同令第10条各号の業務も適切に行わせる必要があるものであること。

①第24条第1号関係

作業区域について，製造する製品の種類，剤形，特性，製造工程及び当該区域で行う作業内容等に応じて，清浄の程度等作業環境の管理の程度の適切な設定及び管理を要するものであること。

②第24条第2号関係

原料，資材及び製品（中間製品を含む。）について，製造する製品の種類，剤形，特性，製造工程等に応じて，微生物等の数等必要な管理項目の適切な設定及び管理を要するものであること。

③第24条第3号関係

原料，資材及び製品（中間製品を含む。）について，製造工程（保管を含む。）における微生物等による汚染等の防止するため必要な措置をとらなければならないものであること。

④第24条第4号関係

製品の無菌性保証に重要な工程等について，製造する製品の種類，剤形，特性，製造工程等に応じて，必要な管理値の適切な設定及び管理を要するものであること。

⑤第24条第5号関係

製造用水（製造設備及び器具並びに容器の洗浄水を含む。）について，その用途に応じて，微生物学的項目及び物理学的項目に係る管理値の設定及び管理を要するものであること。

⑥第24条第6号関係

無菌医薬品に係る製品の作業所における職員の衛生管理について規定するものであること。

ア．製造作業に従事する職員以外の者について，作業所への立入りをできる限り制限する衛生管理を要するものであること。

イ．動物組織原料の加工，微生物の培養等（その製造工程において現に原料又は材料として使用されているものである場合を除く。）に係る作業に従事する職員に

311

よる汚染を防止する厳重な手順を定めるとともに，当
該手順を遵守する場合を除き，無菌医薬品に係る製品
の作業区域に当該職員を立入らせない衛生管理を要す
るものであること。
ウ．現に作業が行われている清浄区域又は無菌区域への
職員の立入りをできる限り制限する衛生管理を要する
ものであること。
⑦第 24 条第 7 号関係
清浄区域又は無菌区域で作業する職員の衛生管理につ
いて規定するものであること。
ア．当該職員の清浄区域又は無菌区域への立入りに際し
て，当該区域の管理の程度に応じて，適切な更衣等を
要するものであること。
イ．原料，資材及び製品（中間製品を含む。）を微生物
等により汚染するおそれのある健康状態（皮膚若しく
は毛髪の感染症若しくは風邪にかかっている場合，負
傷している場合又は下痢若しくは原因不明の発熱等の
症状を呈している場合を含む。以下同じ。）にある職
員には，その旨を申告させる衛生管理を要するもので
あること。

34. 第 25 条（教育訓練）関係
(1)無菌医薬品区分製造所においてあらかじめ指定した者に
行わせる無菌医薬品に係る製品の製造作業及び試験検査
のための教育訓練に係る業務について規定するものであ
ること。あらかじめ指定した者については，教育訓練を
実施する内容を熟知している職員を責任者としてあらか
じめ指定し，その職責及び権限を含め，GMP 省令第 6
条第 4 項の規定による文書に適切に定めておくことが求
められる。
(2)無菌医薬品に係る製品の製造作業及び試験検査のための
教育訓練については，GMP 省令第 25 条各号の業務のほ
か，同令第 19 条各号の業務も行わせる必要があるもの
であること。
①第 25 条第 1 号関係
製造又は試験検査に従事する職員に対して，無菌医薬
品に係る製品の製造に必要な衛生管理，微生物学その

他必要な教育訓練の実施を要するものであること。

②第25条第2号関係

清浄区域又は無菌区域等で作業に従事する職員に対して，微生物等による汚染の防止に必要な措置に関する教育訓練の実施を要するものであること。

以下略

第4 バリデーション指針

1. GMP省令第13条又は第41条に規定するバリデーションを行うに当たっては，当該医薬品又は医薬部外品の製品品質への影響を考慮し，下記2. のバリデーション指針又はこれと同等以上の海外のガイドラインを参照することが求められる。

2. バリデーション指針

(1)バリデーションの目的等

バリデーションとは，製造所の構造設備並びに手順，工程その他の製造管理及び品質管理の方法が期待される効果を与えることを検証し，これを文書とすることをいい（GMP省令第2条第13項参照。），当該構造設備，手順，工程等が適切であり，求められる品質の製品が恒常的に得られる旨を実証することを目的として行うものであること。医薬品の製造業者等にあっては，本通知の第3の11. の(1)⑨のア. からキ. までの事項及び手順をあらかじめ文書としたもの（以下「バリデーションマスタープラン」という。）に基づいて，GMP省令第13条に規定するバリデーションを行うに当たり，当該医薬品のライフサイクルにわたって集積された知見（当該医薬品に係る製品の工程デザイン，商業生産時の日常的な工程確認，GMP省令第3条の4第1項の規定による品質リスクマネジメント及び同令第11条の3第1項第1号の規定による製品品質の照査の結果から得られたものを含む。）の活用が求められる。また，当該医薬品に係る製品開発又は生産技術の確立がその製造所以外で行われている場合には，GQP省令第10条第5項の規定により医薬品の製造販売業者から製造業者等に適正かつ円滑な製造管理及び品質管理の実施に必要な品質に関する情報が提供さ

れる等，関連する知見及び技術の移転が必要となるものであること。

(2)バリデーションにより検証する事項

GMP省令第13条第1項第1号及び第41条第1項第1号の各場合において，基本的に次に掲げる事項のうち該当するものについて，それが期待される効果を与える旨を検証することが求められる。このほか，期待される効果を与える旨を検証する事項については，工業化研究の結果，既存の類似製品の製造実績等に基づく製品品質への影響，製品の種類，品質特性等を考慮して，バリデーションマスタープランにおいて製造業者等が自ら特定するものであること。

①製造設備，作業所の環境制御設備，無菌操作のための閉鎖式操作設備等の設備

②製造用水（製造設備及び器具並びに容器の洗浄水を含む。）を供給する装置又はシステム，作業所の空調処理のための装置又はシステム等の製造を支援する装置又はシステム（計測器を含む。）

③製造工程（保管を含む。）

④製造設備の洗浄作業

⑤原料，資材及び製品（中間製品を含む。）の試験検査の方法（当該試験検査のための装置又はシステムを含む。）

(3)バリデーション計画書

GMP省令第13条第1項第2号及び第41条第1項第2号の規定によるバリデーションの計画に関する文書（以下「バリデーション計画書」という。）には，次に掲げる事項のうち該当するものについて記載するものであること。医薬品の製造業者等の製造所におけるバリデーション計画書については，バリデーションマスタープランに基づいて作成することが求められる。また，関連する複数のバリデーションを体系的かつ円滑に行うことを目的として，それら全体を総括するプロジェクトをあらかじめ文書とすることが考慮されるものであること。

①バリデーション計画書の作成，改訂及び承認の日付

②バリデーション計画書の作成，改訂及び承認の責任者（GMP省令第20条第1項第1号又は第48条第1号の規定による承認を行った者）の氏名並びに配付先

314

③バリデーションの責任者（GMP省令第13条第1項又は第41条第1項のあらかじめ指定した者を指す。以下同じ。）その他関係する職員及び組織の業務等に関する事項

④バリデーションを行う期間（始期及び終期の日付）

⑤バリデーションにより検証しようとする事項（設備，装置又はシステム，製造工程，洗浄作業，試験検査の方法等）の概要（その期待される効果等）及びその検証方法（検証のため収集するデータ，そのデータの評価方法及び基準等）

⑥その他必要な事項

(4)バリデーションの責任者の業務

バリデーションの責任者の行う業務には，次に掲げる業務のうち該当するものを含むものであること。

①バリデーション計画書の作成，改訂等について管理監督する。

②バリデーション計画書に基づきバリデーションが適切に行われるよう管理監督し，関係する職員に必要な指示を行う。バリデーションにおいて収集したデータの適切な記録及び保管について管理監督し，関係する職員に必要な指示を行う。

③バリデーション計画書からの逸脱が生じた場合において，その逸脱の内容等の記録，検証結果に及ぼす影響の考察及び評価等について管理監督し，関係する職員に必要な指示を行う。

④GMP省令第13条第1項第2号又は第41条第1項第2号の規定によるバリデーションの結果に関する文書（以下「バリデーション報告書」という。）の作成等について管理監督し，関係する職員に必要な指示を行う。

⑤医薬品の製造業者等の製造所においては品質保証に係る業務を担当する組織に対して，医薬部外品の製造業者等の製造所においては品質部門に対して，バリデーション報告書の内容を報告する。

(5)バリデーションの種類等

バリデーションは，GMP省令第13条第1項第1号及び第41条第1項第1号の各場合に応じて，次に掲げる種類に大別される。

①適格性評価（Qualification）

新たに据え付け又は変更する設備，装置又はシステムについて，個別に又は適宜組み合わせて適格性を評価し，文書とする。通常，以下のア．からエ．までの適格性評価を順次段階的に行っていくことが基本となる。イ．以降の適格性評価では，適切に校正を行った計測器を用いることが求められる。

ア．設計時適格性評価（Design Qualification：DQ）

新たに据え付け又は変更しようとする設備，装置又はシステムの設計が目的とする用途に適しているかどうかを確認し，文書とする。

イ．据付時適格性評価（Installation Qualification：IQ）

新たに据え付け又は変更した設備，装置又はシステムが，適格性が確認された設計，製造業者等の要求に見合う旨を確認し，文書とする。

ウ．運転時適格性評価（Operational Qualification：OQ）

新たに据え付け又は変更した設備，装置又はシステムが予期した運転範囲で意図するように作動する旨を確認し，文書とする。

エ．性能適格性評価（Performance Qualification：PQ）

新たに据え付け又は変更した設備，装置又はシステムが良好な再現性を保って効果的に機能する旨を確認し，文書とすることにより，医薬品に係る製品にあっては医薬品製品標準書に，医薬部外品に係る製品にあっては医薬部外品製品標準書に定められている製造方法，規格及び試験検査の方法等に従って製品が製造されることを保証する。

②プロセスバリデーション（Process Validation：PV）

工業化研究の結果，既存の類似製品の製造実績等に基づく製品品質への影響要因（例えば，原料等の物性，操作条件等）を考慮して設定した許容条件の下で工程が稼働し，求められる品質の製品が恒常的に得られる妥当な工程である旨を検証し，文書とする。

PV には，予測的バリデーションとコンカレントバリデーションがある。

ア．予測的バリデーション

製品の商業生産を開始しようとするときに行うプロセ

スバリデーション。予測的バリデーションで製造した
製品（本来は商業生産品でないもの）を製造所から出
荷する場合には，そのバリデーションの結果から当該
工程が妥当なものである旨が検証されていることに加
えて，GMP省令に規定する要求事項等（承認医薬品
及び承認医薬部外品に係る製品にあっては，その承認
事項に従っていることを含む。）に適合している必要
があるものであること。

イ．コンカレントバリデーション

製品の商業生産と並行して行う例外的なプロセスバリ
デーション。医療上重要な医薬品に係る製品について，
限られた数のロットのみ製造する又は製造頻度が非常
に少ない場合，既にバリデーションが行われている工
程を改良する場合等に行う。PVを行うに当たっては，
次に掲げる点を考慮することが求められる。

㋐PVを始める前までに，そのPVで用いる設備，装
置又はシステムについて適切に適格性評価を済ませ
てあること。

㋑PVを始める前までに，そのPVで用いる試験方法
の妥当性について適切に評価を済ませてあること。

㋒PVは，原則として，商業生産スケールで製品3ロッ
トを繰り返し製造した結果に基づく又はそれと同等
以上の手法により行うものであること。

㋓通常，当該工程を経た製品について，その製造所か
らの出荷の可否を決定する前までに，PVが完了し
ていること。

③洗浄バリデーション

製造設備の洗浄作業が，その製造設備で取り扱った製
品等の成分残留，その洗浄作業に用いた洗浄剤等の除
去について，期待される効果を与えること検証し，文
書とする。製品等の成分残留等の限度値については，
その製造設備の材質，当該成分の薬理学的・毒性学的
評価等の科学的な根拠に基づく設定が求められる。ま
た，洗浄バリデーションで用いる試験方法については，
当該成分残留量等を適切に検出し又は定量することが
できる十分な感度及び特異性が求められる。

④再バリデーション

設備，装置若しくはシステム，製造工程，洗浄作業又は試験検査の方法が，据付時に検証され，管理された状態を維持している旨を再確認するため，定期的に適格性評価，プロセスバリデーション又は洗浄バリデーションを行う。

再バリデーションを行う必要性，時期（タイミング）及び項目については，その設備，装置若しくはシステム，製造工程，洗浄作業又は試験検査に係る製品の製造頻度のほか，医薬品に係る製品にあってはGMP省令第11条の2第1項第4号及び第21条の2第1項第4号の規定による安定性モニタリングの評価，同令第11条の3第1項第1号の規定による製品品質の照査等の結果を踏まえ，製造業者等が定めるものであること。なお，例えば，無菌性保証のための培地充填試験のように，製品品質に大きな影響を及ぼす設備，装置若しくはシステム，製造工程，洗浄作業又は試験検査の方法について検証する再バリデーションは，製品品質の照査等の結果によらず，定期的に行うことが求められる。

⑤変更時のバリデーション

設備，装置若しくはシステム，製造工程（使用する原料等を含む。），洗浄作業（作業に用いる洗浄剤，器具等を含む。）又は試験検査の方法について，製品品質（繰返し製造時の再現性を含む。）に大きな影響を及ぼす変更がある場合（GMP省令第13条第1項第1号ロ及び第41条第1項第1号ロの場合）において，同令第14条又は第42条に規定する変更の管理の一環として，あらためて適格性評価，プロセスバリデーション又は洗浄バリデーションを行う。変更時のバリデーションを行う範囲については，その変更が製品品質に及ぼす影響の内容等を踏まえ，製造業者等が定めるものであり，例えば次に掲げる変更が考えられるが，これらの変更のみに限定されるものではない。

ア．製剤製造の場合

  (ｱ)湿式造粒⇔乾式造粒の変更

  (ｲ)撹拌造粒⇔流動層造粒の変更

  (ｳ)徐放性製剤における機能性添加剤の変更

イ．原薬製造の場合

 (ア)合成経路の変更（出発物質，最終中間体以降の工程
  等の変更）

 (イ)圧縮ろ過器⇔遠心分離機の変更

 (ウ)不純物プロファイルに影響を及ぼす製造方法の変更

ウ．無菌医薬品及び無菌医薬部外品に係る製造の場合

 無菌性保証に影響を及ぼす滅菌方法等の変更

 (ア)酸化エチレンガス滅菌，高圧蒸気滅菌，乾熱滅菌，
  放射線滅菌等の滅菌方法の変更

 (イ)ろ過滅菌法から最終滅菌法の変更

 (ウ)バイオバーデンに基づく最終滅菌法からオーバーキ
  ル法への変更

 (エ)粉末注射剤⇔凍結乾燥注射剤の変更

 (オ)無菌性保証に影響を及ぼす容器栓装置又はシステム
  の変更

   （例えば，アンプル容器からバイアル容器（ゴム栓）
   への変更等。）

(6)バリデーション報告書

 バリデーション報告書には，次に掲げる事項のうち該当
するものについて記載するものであること。

 ①バリデーション報告書の作成及び承認の日付

 ②バリデーション報告書の作成及び承認の責任者（GMP
  省令第20条第1項第1号又は第48条第1号の規定に
  よる承認を行った者）の氏名

 ③バリデーションの計画書の写し又はその参照番号

 ④バリデーションを行った期間（始期及び終期の日付）

 ⑤バリデーションを行って検証した事項（設備，装置又
  はシステム，製造工程，洗浄作業，試験検査の方法等）
  及び検証の結果

 ⑥製造管理及び品質管理に関する改善の要否，提案され
  る改善等

 ⑦その他必要な事項（GMP省令第13条第1項第2号の
  規定によるバリデーション報告書にあっては品質保証
  に係る業務を担当する組織に対して，同令第41条第
  1項第2号の規定によるバリデーション報告書にあっ
  ては品質部門に対して，報告した日付等）

(7)その他

医薬品のうち次に掲げるものに係る製品を製造する場合におけるバリデーションについて，必ずしも本バリデーション指針によらず，当該製品の品質リスクを特定し，評価した結果に基づく適切な方法によることは差し支えないものであること。

①あへん系麻薬を原料とする医薬品

②ロットを構成しない血液製剤

③医薬品，医療機器等の品質，有効性及び安全性の確保等に関する法律第四十三条第一項の規定に基づき検定を要するものとして厚生労働大臣の指定する医薬品等（昭和38年厚生省告示第279号）により中間製品に検定基準が定められている医薬品

資料3　GQP省令

（平成十六年九月二十二日）
（厚生労働省令第百三十六号）

医薬品，医薬部外品，化粧品及び再生医療等製品の品質管理の基準に関する省令

　薬事法（昭和三十五年法律第百四十五号）第十二条の二第一号の規定に基づき，医薬品，医薬部外品，化粧品及び医療機器の品質管理の基準に関する省令を次のように定める。
　医薬品，医薬部外品，化粧品及び再生医療等製品の品質管理の基準に関する省令（平二六厚労令八七・改称）

第一章　総則
（趣旨）
第一条　この省令は，医薬品，医療機器等の品質，有効性及び安全性の確保等に関する法律（昭和三十五年法律第百四十五号。以下「法」という。）第十二条の二第一号及び第二十三条の二十一第一号に規定する厚生労働省令で定める基準を定めるものとする。
　　　（平二六厚労令八七・一部改正）
（定義）
第二条　この省令で「品質管理業務」とは，医薬品（体外診断用医薬品及び原薬たる医薬品を除く。以下同じ。），医薬部外品，化粧品又は再生医療等製品（以下「医薬品等」という。）の製造販売をするに当たり必要な製品（製造の中間工程で造られたものであって，以後の製造工程を経ることによって製品となるものを含む。以下同じ。）の品質を

確保するために行う，医薬品等の市場への出荷の管理，製造業者，法第十三条の三第一項に規定する医薬品等外国製造業者，法第二十三条の二十四第一項に規定する再生医療等製品外国製造業者その他製造に関係する業務（試験検査等の業務を含む。）を行う者（以下「製造業者等」という。）に対する管理監督，品質等に関する情報及び品質不良等の処理，回収処理その他製品の品質の管理に必要な業務をいう。

2　この省令で「市場への出荷」とは，製造販売業者がその製造等（他に委託して製造をする場合を含み，他から委託を受けて製造をする場合を含まない。以下同じ。）をし，又は輸入した医薬品等を製造販売のために出荷することをいう。

3　この省令で「ロット」とは，一の製造期間内に一連の製造工程により均質性を有するように製造された製品の一群をいう。

4　この省令で「細胞組織医薬品」とは，人又は動物の細胞又は組織から構成された医薬品（人の血液及び人の血液から製造される成分から構成される医薬品を除く。）をいう。
　　　　　　　（平二六厚労令八七・一部改正）

第二章　医薬品の品質管理の基準

（医薬品等総括製造販売責任者の業務）

第三条　医薬品の製造販売業者は，次の各号に掲げる業務を法第十七条第二項に規定する医薬品等総括製造販売責任者（以下「医薬品等総括製造販売責任者」という。）に行わせなければならない。

　一　次条第三項に規定する品質保証責任者を監督すること。

　二　第十一条第二項第二号に規定するほか，前号の品質保証責任者からの報告等に基づき，所要の措置を決定し，その実施を次条第二項に規定する品質保証部門その他品質管理業務に関係する部門又は責任者に指示すること。

　三　第一号の品質保証責任者の意見を尊重すること。

　四　第二号の品質保証部門と医薬品，医薬部外品，化粧品，医療機器及び再生医療等製品の製造販売後安全管理の基準に関する省令（平成十六年厚生労働省令第百三十五号。以下「製造販売後安全管理基準」という。）第四条第一

項に規定する安全管理統括部門（法第四十九条第一項に規定する医薬品以外の医薬品にあっては，製造販売後安全管理基準第十三条第二項に規定する安全管理責任者。以下この章において「安全管理統括部門」という。）その他の品質管理業務に関係する部門との密接な連携を図らせること。

（平二六厚労令八七・一部改正）

（品質管理業務に係る組織及び職員）

第四条 医薬品の製造販売業者は，品質管理業務を適正かつ円滑に遂行しうる能力を有する人員を十分に有しなければならない。

2 医薬品の製造販売業者は，品質管理業務の統括に係る部門として，次に掲げる要件を満たす品質保証部門（以下この章において「品質保証部門」という。）を置かなければならない。

　一 医薬品等総括製造販売責任者の監督の下にあること。

　二 品質保証部門における業務を適正かつ円滑に遂行しうる能力を有する人員を十分に有すること。

　三 医薬品等又は医療機器の販売に係る部門その他品質管理業務の適正かつ円滑な遂行に影響を及ぼす部門から独立していること。

3 医薬品の製造販売業者は，次に掲げる要件を満たす品質管理業務の責任者（以下この章において「品質保証責任者」という。）を置かなければならない。

　一 品質保証部門の責任者であること。

　二 品質管理業務その他これに類する業務に三年以上従事した者であること。

　三 品質管理業務を適正かつ円滑に遂行しうる能力を有する者であること。

　四 医薬品等又は医療機器の販売に係る部門に属する者でないことその他品質管理業務の適正かつ円滑な遂行に支障を及ぼすおそれがない者であること。

4 医薬品の製造販売業者は，品質管理業務に従事する者（医薬品等総括製造販売責任者及び品質保証責任者を含む。以下同じ。）の責務及び管理体制を文書により適正に定めなければならない。

（平二六厚労令八七・一部改正）

（品質標準書）

第五条　医薬品の製造販売業者は，医薬品の品目ごとに，製造販売承認事項その他品質に係る必要な事項を記載した文書（以下「品質標準書」という。）を作成しなければならない。

（品質管理業務の手順に関する文書）

第六条　医薬品の製造販売業者は，品質管理業務を適正かつ円滑に実施するため，次に掲げる手順に関する文書（以下この章において「品質管理業務手順書」という。）を作成しなければならない。

一　市場への出荷の管理に関する手順

二　適正な製造管理及び品質管理の確保に関する手順

三　品質等に関する情報及び品質不良等の処理に関する手順

四　回収処理に関する手順

五　自己点検に関する手順

六　教育訓練に関する手順

七　医薬品の貯蔵等の管理に関する手順

八　文書及び記録の管理に関する手順

九　安全管理統括部門その他の品質管理業務に関係する部門又は責任者との相互の連携に関する手順

十　その他品質管理業務を適正かつ円滑に実施するために必要な手順

2　医薬品の製造販売業者は，医薬品等総括製造販売責任者がその業務を行う事務所に前条に規定する品質標準書及び前項に規定する品質管理業務手順書（以下この章において「品質管理業務手順書等」という。）を備え付けるとともに，品質管理業務を行うその他の事務所にその写しを備え付けなければならない。

　　　　（平二六厚労令八七・一部改正）

（製造業者等との取決め）

第七条　医薬品の製造販売業者は，製造業者等における製造管理及び品質管理の適正かつ円滑な実施を確保するため，製品の製造業者等と次に掲げる事項を取り決め，これを品質管理業務手順書等に記載しなければならない。

一　当該製造業者等における製造及びその他の製造に関係する業務（以下この条において「製造業務」という。）の範囲並びに当該製造業務に係る製造管理及び品質管理並びに出荷に関する手順

二　製造方法，試験検査方法等に関する技術的条件

三　当該製造業務が適正かつ円滑な製造管理及び品質管理の下で行われていることについての製造販売業者による定期的な確認

四　当該製品の運搬及び受渡し時における品質管理の方法

五　製造方法，試験検査方法等についての変更が当該製品の品質に影響を及ぼすと思われる場合の製造販売業者に対しての事前連絡の方法及び責任者

六　当該製品について得た情報のうち次に掲げるものについての製造販売業者に対する速やかな連絡の方法及び責任者

　　イ　当該製品に係る製造，輸入又は販売の中止，回収，廃棄その他保健衛生上の危害の発生又は拡大を防止するために講ぜられた措置に関する情報

　　ロ　その他当該製品の品質等に関する情報

七　その他必要な事項

（品質保証責任者の業務）

第八条　医薬品の製造販売業者は，品質管理業務手順書等に基づき，次に掲げる業務を品質保証責任者に行わせなければならない。

一　品質管理業務を統括すること。

二　品質管理業務が適正かつ円滑に行われていることを確認すること。

三　第九条第五項第三号ハ，第十条第二項第三号，第十一条第一項第四号並びに第二項第一号及び第五号，第十二条第二号並びに第十三条第二項の規定により医薬品等総括製造販売責任者へ報告するもののほか，品質管理業務の遂行のために必要があると認めるときは，医薬品等総括製造販売責任者に文書により報告すること。

四　品質管理業務の実施に当たり，必要に応じ，製造業者等，販売業者，薬局開設者，病院及び診療所の開設者その他関係する者に対し，文書による連絡又は指示を行うこと。

　　　　　（平二六厚労令八七・一部改正）

（市場への出荷の管理）

第九条　医薬品の製造販売業者は，品質管理業務手順書等に基づき，製造管理及び品質管理の結果が適正に評価され，

市場への出荷の可否の決定が適正かつ円滑に行われていることを確保するとともに，適正に当該決定が行われるまで医薬品を市場へ出荷してはならない。

2　医薬品の製造販売業者は，品質管理業務手順書等に基づき，品質保証部門のあらかじめ指定した者又は当該製品の製造業者に，製造管理及び品質管理の結果を適正に評価させ，市場への出荷の可否の決定をロットごと（ロットを構成しない医薬品については製造番号ごと。以下同じ。）に行わせるとともに，その結果及び出荷先等市場への出荷に関する記録を作成させなければならない。

3　前項に定める市場への出荷の可否の決定等の業務を行う者は，当該業務を適正かつ円滑に遂行しうる能力を有する者でなければならない。

4　医薬品の製造販売業者は，品質保証責任者以外の者が市場への出荷の可否の決定を行う場合においては，市場への出荷の可否の決定の結果等を品質保証責任者に対して文書により適正に報告させなければならない。

5　医薬品の製造販売業者が第二項に定める業務を製造業者に行わせる場合には，次の各号に掲げる事項によらなければならない。

　一　あらかじめ，製造業者と次に掲げる事項を取り決めること。

　　イ　製造業者が行う市場への出荷の管理に関する手順

　　ロ　第二項の業務を行う者を当該製品の製造所の中からあらかじめ指定すること。

　　ハ　イに規定する手順からの逸脱等があった場合には，製造業者は速やかに品質保証責任者に対して文書により報告し，品質保証責任者の指示に基づき，市場への出荷の可否の決定及び市場への出荷を行うこと。

　　ニ　製造業者は，市場への出荷に係る業務が適正かつ円滑に実施されていることについて，製造販売業者による定期的な確認を受けること。

　二　品質保証部門のあらかじめ指定した者に，前号ニに規定する確認及びその結果に関する記録の作成を適正に行わせること。

　三　製造業者が行う市場への出荷に係る業務に関し，改善が必要な場合には，品質保証責任者に，次に掲げる業務

を行わせること。

　　イ　当該製造業者に対して所要の措置を講じるよう文書
　　　により指示すること。

　　ロ　当該製造業者に対して当該措置の実施結果の報告を
　　　求め，その報告を適正に評価し，必要に応じてその製
　　　造所を実地に確認し，その結果に関する記録を作成す
　　　ること。

　　ハ　ロの評価及び確認の結果を医薬品等総括製造販売責
　　　任者に対して文書により報告すること。

　四　品質保証責任者以外の者に，第二号に規定する確認及
　　び記録の作成を行わせる場合には，その者に，その結果
　　を品質保証責任者に対して文書により報告させること。

6　医薬品の製造販売業者は，品質管理業務手順書等に基づ
　き，市場への出荷の可否の決定を行う者に対し，適正かつ
　円滑に市場への出荷の可否の決定を行うために必要な当該
　医薬品に係る品質，有効性及び安全性に関する情報を適正
　に提供しなければならない。

　　　（平二六厚労令八七・一部改正）

（適正な製造管理及び品質管理の確保）

第十条　医薬品の製造販売業者は，品質管理業務手順書等に
　基づき，品質保証部門のあらかじめ指定した者に，次に掲
　げる業務を行わせなければならない。

　一　当該製造業者等における製造管理及び品質管理が，法
　　第十四条第二項第四号及び第十八条第二項の規定に基づ
　　き厚生労働省令で定める基準及び事項並びに第七条に規
　　定する取決めに基づき適正かつ円滑に実施されているこ
　　とを定期的に確認し，その結果に関する記録を作成する
　　こと。

　二　品質保証責任者以外の者が前号に規定する確認及び記
　　録の作成を行う場合においては，その結果を品質保証責
　　任者に対して文書により報告すること。

2　医薬品の製造販売業者は，製造業者等の製造管理及び品
　質管理に関し，改善が必要な場合には，品質管理業務手順
　書等に基づき，品質保証責任者に，次に掲げる業務を行わ
　せなければならない。

　一　当該製造業者等に対して所要の措置を講じるよう文書
　　により指示すること。

二　当該製造業者等に対して当該措置の実施結果の報告を求め、その報告を適正に評価し、必要に応じてその製造所等を実地に確認し、その結果に関する記録を作成すること。

三　前号の評価及び確認の結果を医薬品等総括製造販売責任者に対して文書により報告すること。

3　医薬品の製造販売業者は、品質に影響を与えるおそれのある製造方法、試験検査方法等の変更について製造業者等から連絡を受けたときは、品質管理業務手順書等に基づき、品質保証部門のあらかじめ指定した者に次に掲げる業務を行わせなければならない。

一　製造業者等からの連絡の内容を評価し、当該変更が製品の品質に重大な影響を与えないことを確認し、必要に応じてその製造所等における製造管理及び品質管理が適正かつ円滑に実施されていることを実地に確認し、その結果に関する記録を作成すること。

二　品質保証責任者以外の者が前号に規定する評価及び確認を行う場合には、その結果を品質保証責任者に対して文書により報告すること。

4　医薬品の製造販売業者は、前項第一号に規定する評価の結果、当該変更が製品の品質に重大な影響を与えるおそれがある場合には、品質管理業務手順書等に基づき、品質保証責任者に速やかに当該製造業者等に対して改善等所要の措置を講じるよう文書により指示させなければならない。

5　医薬品の製造販売業者は、適正かつ円滑な製造管理及び品質管理の実施に必要な品質に関する情報を製造業者等に提供しなければならない。

（平二六厚労令八七・一部改正）

（品質等に関する情報及び品質不良等の処理）

第十一条　医薬品の製造販売業者は、医薬品に係る品質等に関する情報（以下この章において「品質情報」という。）を得たときは、品質管理業務手順書等に基づき、品質保証責任者に次に掲げる業務を行わせなければならない。

一　当該品質情報を検討し、医薬品の品質、有効性及び安全性に与える影響並びに人の健康に与える影響を適正に評価すること。

二　当該品質情報に係る事項の原因を究明すること。

三 前二号の評価又は究明の結果に基づき，品質管理業務又は製造業者等における製造管理及び品質管理に関し改善が必要な場合には，所要の措置を講じること。

四 前三号の情報の内容，評価の結果，原因究明の結果及び改善措置を記載した記録を作成し，医薬品等総括製造販売責任者に対して文書により速やかに報告すること。

五 第二号の究明又は第三号の改善措置において，製造業者等に対し指示が必要な場合には，その指示を文書により行うとともに，製造業者等に対し文書による結果の報告を求め，それを適正に評価し，必要に応じてその製造所等の改善状況について実地に確認し，その結果に関する記録を作成すること。

六 当該品質情報のうち製造販売後安全管理基準第二条第二項に規定する安全確保措置（以下「安全確保措置」という。）に関する情報を安全管理統括部門に遅滞なく文書で提供すること。

2 医薬品の製造販売業者は，前項に規定する業務により，品質不良又はそのおそれが判明した場合には，品質管理業務手順書等に基づき，医薬品等総括製造販売責任者及び品質保証責任者に，次に掲げる業務を行わせなければならない。

一 品質保証責任者は，品質不良又はそのおそれに係る事項を速やかに医薬品等総括製造販売責任者に対して報告し，それを記録すること。

二 医薬品等総括製造販売責任者は，前号に規定する報告を受けたときは，速やかに，危害発生防止等のため回収等の所要の措置を決定し，品質保証責任者及びその他関係する部門に指示すること。

三 品質保証責任者は，前号の規定により医薬品等総括製造販売責任者の指示を受けたときは，速やかに所要の措置を講じること。

四 品質保証責任者は，前号の措置が適正かつ円滑に行われるよう，安全管理統括部門その他関係する部門との密接な連携を図ること。

五 品質保証責任者は，第三号の措置の実施の進捗状況及び結果について，医薬品等総括製造販売責任者に対して文書により報告すること。

（平二六厚労令八七・一部改正）

（回収処理）

第十二条　医薬品の製造販売業者は，医薬品の回収を行うときは，品質管理業務手順書等に基づき，品質保証責任者に次に掲げる業務を行わせなければならない。

一　回収した医薬品を区分して一定期間保管した後，適正に処理すること。

二　回収の内容を記載した記録を作成し，医薬品等総括製造販売責任者に対して文書により報告すること。

（平二六厚労令八七・一部改正）

（自己点検）

第十三条　医薬品の製造販売業者は，品質管理業務手順書等に基づき，あらかじめ指定した者に次に掲げる業務を行わせなければならない。

一　品質管理業務について定期的に自己点検を行い，その結果の記録を作成すること。

二　品質保証責任者以外の者が当該業務を行う場合には，自己点検の結果を品質保証責任者に対して文書により報告すること。

2　医薬品の製造販売業者は，自己点検の結果に基づき，改善が必要な場合には，品質保証責任者に所要の措置を講じさせ，その記録を作成させるとともに，医薬品等総括製造販売責任者に対して当該措置の結果を文書により報告させなければならない。

（平二六厚労令八七・一部改正）

（教育訓練）

第十四条　医薬品の製造販売業者は，あらかじめ指定した者に，品質管理業務に従事する者に対する教育訓練計画を作成させなければならない。

2　医薬品の製造販売業者は，品質管理業務手順書及び前項に規定する教育訓練計画に基づき，あらかじめ指定した者に次に掲げる業務を行わせなければならない。

一　品質管理業務に従事する者に対して，品質管理業務に関する教育訓練を計画的に実施し，その記録を作成すること。

二　品質保証責任者以外の者が当該業務を行う場合には，教育訓練の実施状況を品質保証責任者に対して文書により報告すること。

（医薬品の貯蔵等の管理）

第十五条 医薬品の製造販売業者が、その製造等をし、又は輸入した医薬品を製造販売の目的で貯蔵し、又は陳列する業務を行う場合には、次に掲げる事項を満たさなければならない。

一 当該業務に係る責任者を置くこと。

二 当該業務に従事する者（その責任者を含む。）は、次に掲げる事項を満たすこと。

　イ 品質保証部門に属する者でないこと。

　ロ 当該業務に必要な能力を有するとともに、必要な教育訓練を受けていること。

三 次に掲げる事項に適合する構造設備を医薬品等総括製造販売責任者が当該業務を行う事務所の所在地に有し、これを適正に維持管理すること。

　イ 医薬品を衛生的に、かつ、安全に保管するために必要な設備を有すること。

　ロ 作業を適正かつ円滑に行うために必要な面積を有すること。

　ハ 放射性医薬品を取り扱う場合には、薬局等構造設備規則（昭和三十六年厚生省令第二号）第一条第二項、第三項及び第四項に規定する構造設備を有すること。この場合において、同条第三項及び第四項中「調剤室」とあるのは「作業室」と読み替えるものとする。

四 医薬品の出納等当該業務に係る記録を作成すること。

　　　（平一七厚労令一六四・平二六厚労令八七・一部改正）

（文書及び記録の管理）

第十六条 医薬品の製造販売業者は、この章に規定する文書及び記録については、次に掲げる事項に従い管理しなければならない。

一 文書を作成し、又は改訂したときは、品質管理業務手順書に基づき、当該文書の承認、配布、保存等を行うこと。

二 品質管理業務手順書等を作成し、又は改訂したときは、当該品質管理業務手順書等にその日付を記載し、改訂に係る履歴を保存すること。

三 この章に規定する文書及び記録については、作成の日（品質管理業務手順書等については使用しなくなった日。以下同じ。）から次に掲げる期間保存すること。

イ　法第二条第十一項に規定する特定生物由来製品（以
　　　下「特定生物由来製品」という。）又は人の血液を原
　　　材料（製造に使用する原料又は材料（製造工程におい
　　　て使用されるものを含む。以下同じ。）の由来となる
　　　ものをいう。以下同じ。）として製造される法第二条
　　　第十項に規定する生物由来製品（以下「人血液由来原
　　　料製品」という。）にあっては，その有効期間又は使
　　　用の期限（以下「有効期間」という。）に三十年を加
　　　算した期間
　　ロ　法第二条第十項に規定する生物由来製品（以下「生
　　　物由来製品」という。）又は細胞組織医薬品（イに掲
　　　げるものを除く。）にあっては，その有効期間に十年
　　　を加算した期間
　　ハ　生物由来製品又は細胞組織医薬品以外の医薬品に
　　　あっては，五年間（ただし，当該文書及び記録に係る
　　　医薬品の有効期間に一年を加算した期間が五年を超え
　　　る場合には，有効期間に一年を加算した期間）
　　ニ　教育訓練に係る文書及び記録については，イ，ロ，
　　　ハの規定に掲げる期間に関わらず五年間
　　　　（平二六厚労令八七・一部改正）

第三章　医薬部外品及び化粧品の品質管理の基準
（品質保証責任者の設置）
第十七条　医薬部外品及び化粧品（以下この章において「医
　薬部外品等」という。）の製造販売業者は，次に掲げる要
　件を満たす品質管理業務に係る責任者（以下この章におい
　て「品質保証責任者」という。）を置かなければならない。
　一　品質管理業務を適正かつ円滑に遂行しうる能力を有す
　　る者であること。
　二　医薬品等又は医療機器の販売に係る部門に属する者で
　　ないことその他品質管理業務の適正かつ円滑な遂行に支
　　障を及ぼすおそれがない者であること。
　　　（平二六厚労令八七・一部改正）
（品質管理業務の手順に関する文書及び業務等）
第十八条　医薬部外品等の製造販売業者は，品質管理業務を
　適正かつ円滑に実施するため，次に掲げる手順に関する文
　書（以下この章において「品質管理業務手順書」という。）

を作成しなければならない。

一　市場への出荷に係る記録の作成に関する手順

二　適正な製造管理及び品質管理の確保に関する手順

三　品質等に関する情報及び品質不良等の処理に関する手順

四　回収処理に関する手順

五　文書及び記録の管理に関する手順

六　その他必要な品質管理業務に関する手順

2　医薬部外品等の製造販売業者は，品質管理業務手順書に基づき，次に掲げる業務を行わなければならない。

一　市場への出荷に関する記録を作成すること。

二　製造販売しようとする医薬部外品等が製造業者等において適正かつ円滑に製造されたものであることを確認し，その記録を作成すること。

三　製品に係る品質等に関する情報を得たときは，当該情報に係る事項による人の健康に与える影響に関する評価，原因の究明を行い，改善が必要な場合は所要の措置を講じ，その記録を作成すること。

四　第三号の情報のうち安全確保措置に関する情報を製造販売後安全管理基準第十四条において準用する第十三条第二項に規定する安全管理責任者（以下この章において「安全管理責任者」という。）に遅滞なく文書で提供すること。

五　製造販売する医薬部外品等の品質不良又はそのおそれが判明した場合には，回収等所要の措置を速やかに実施し，その記録を作成すること。

六　その他必要な品質管理業務に関する業務

3　医薬部外品等の製造販売業者は，医薬品等総括製造販売責任者がその業務を行う事務所に品質管理業務手順書を備え付けるとともに，品質管理業務を行うその他の事務所にその写しを備え付けなければならない。

（平二六厚労令八七・一部改正）

（準用）

第十九条　医薬部外品等の品質管理の基準については，第三条，第四条第一項，第八条並びに第十六条の規定を準用する。この場合において，第三条第一号中「次条第三項に規定する品質保証責任者」とあるのは「品質保証責任者」と，同条第二号中「第十一条第二項第二号に規定するほか，前

333

号の品質保証責任者」とあるのは「品質保証責任者」と、「次条第二項に規定する品質保証部門」とあるのは「品質保証責任者」と、「部門又は責任者」とあるのは「業務の責任者」と、同条第三号中「第一号の品質保証責任者」とあるのは「品質保証責任者」と、同条第四号中「第二号の品質保証部門」とあるのは「品質保証責任者」と、「医薬品、医薬部外品、化粧品、医療機器及び再生医療等製品の製造販売後安全管理の基準に関する省令（平成十六年厚生労働省令第百三十五号。以下「製造販売後安全管理基準」という。）第四条第一項に規定する安全管理統括部門（法第四十九条第一項に規定する医薬品以外の医薬品にあっては、製造販売後安全管理基準第十三条第二項に規定する安全管理責任者。以下この章において「安全管理統括部門」という。）」とあるのは「安全管理責任者」と、「関係する部門」とあるのは「関係する業務の責任者」と、第八条中「品質管理業務手順書等」とあるのは「品質管理業務手順書」と、「第九条第五項第三号ハ、第十条第二項第三号、第十一条第一項第四号並びに第二項第一号及び第五号、第十二条第二号並びに第十三条第二項の規定により医薬品等総括製造販売責任者へ報告するもののほか、品質管理業務」とあるのは「品質管理業務」と、「、販売業者、薬局開設者、病院及び診療所の開設者その他」とあるのは「その他」と、第十六条中「品質管理業務手順書等」とあるのは「品質管理業務手順書」と、同条第三号中「次に掲げる期間」とあるのは「五年間」と読み替えるものとする。

　　　（平二六厚労令八七・一部改正）

（厚生労働大臣が指定する医薬部外品の品質管理の基準の特例）

第二十条　医薬品、医療機器等の品質、有効性及び安全性の確保等に関する法律施行令（昭和三十六年政令第十一号）第二十条第二項の規定により製造管理又は品質管理に注意を要するものとして厚生労働大臣が指定する医薬部外品を製造販売しようとする場合には、前三条の規定にかかわらず、前章の規定を準用する。

　　　（平二六厚労令八七・一部改正）

334

第四章　再生医療等製品の品質管理の基準

（平二六厚労令八七・全改）

第二十一条　再生医療等製品の品質管理の基準については，第二章（第十五条第三号ハ及び第十六条第三号ハを除く。）の規定を準用する。この場合において，第三条，第四条第二項及び第四項，第六条第二項，第八条第三号，第九条第五項第三号ハ，第十条第二項第三号，第十一条第一項第四号及び第二項，第十二条第二号，第十三条第二項並びに第十五条第三号中「医薬品等総括製造販売責任者」とあるのは「再生医療等製品総括製造販売責任者」と，第三条中「法第十七条第二項に規定する」とあるのは「法第二十三条の三十四第二項に規定する」と，同条第四号中「法第四十九条第一項に規定する医薬品以外の医薬品にあっては，製造販売後安全管理基準第十三条第二項に規定する安全管理責任者。以下この章において「安全管理統括部門」という。」とあるのは「以下この章において「安全管理統括部門」という。」と，第八条第四号中「販売業者，薬局開設者」とあるのは「販売業者」と，第十条第一項第一号中「法第十四条第二項第四号及び第十八条第二項」とあるのは「法第二十三条の二十五第二項第四号及び第二十三条の三十五第二項」と，第十六条第一項第三号イ中「法第二条第十一項に規定する特定生物由来製品（以下「特定生物由来製品」という。）又は人の血液を原材料（製造に使用する原料又は材料（製造工程において使用されるものを含む。以下同じ。）の由来となるものをいう。以下同じ。）として製造される法第二条第十項に規定する生物由来製品（以下「人血液由来原料製品」という。）」とあるのは「法第六十八条の七第三項に規定する指定再生医療等製品」と，同号ロ中「法第二条第十項に規定する生物由来製品（以下「生物由来製品」という。）又は細胞組織医薬品」とあるのは「再生医療等製品」と読み替えるものとする。

（平二六厚労令八七・全改）

　　　附　則
この省令は，平成十七年四月一日から施行する。
　　　附　則
（平成一七年一一月二四日厚生労働省令第一六四号）　抄
（施行期日）

第一条　この省令は，平成十七年十二月一日から施行する。
　　　　附　則
　（平成二六年七月三〇日厚生労働省令第八七号）　抄
　（施行期日）
第一条　この省令は，薬事法等の一部を改正する法律（以下「改正法」という。）の施行の日（平成二十六年十一月二十五日）から施行する。

MEMO

MEMO

新 GMP 手帖（2021年 改訂版）

定価　2,970 円（税込）

2005年7月　初版
2012年1月　改訂第1版
2014年4月　改訂第2版
2021年9月　改訂第3版

監修　特定非営利活動法人
　　　医薬品・食品品質保証支援センター
　　　（略称：NPO-QA センター）
企画・編集　　株式会社ハイサム技研

発行　株式会社ハイサム技研
　　　〒541-0045　大阪市中央区道修町3-2-5
　　　TEL：06-6228-6061　FAX：06-6228-6062

所有者記入欄

社　名 ....

事業所名

住　所 ....

　　　　　　TEL ....

　　　　　　FAX ....

所属部課 ....

　　　　　　TEL ....

　　　　　　FAX ....

氏　名

MEMO

....

....

....

....

....